中等职业教育规划教材

供护理、助产专业使用

传染病护理

主　编　李大权
副主编　李朝中　蒋建刚
编　者（按姓氏汉语拼音排序）
　　　　冯　影（淮北卫生学校）
　　　　蒋建刚（桂林卫生学校）
　　　　李朝中（玉林卫生学校）
　　　　李大权（毕节医学高等专科学校）
　　　　梁启斌（百色市民族卫生学校）
　　　　任玉尧（毕节市第二人民医院）
　　　　孙军妹（桂林卫生学校）
　　　　颜　萍（石河子卫生学校）
　　　　章淑萍（广东省新兴中药学校）

科学出版社
北　京

· 版权所有　侵权必究 ·

举报电话:010-64030229;010-64034315;13501151303(打假办)

内 容 简 介

传染病护理是研究传染性疾病的发生、发展规律,运用护理理论、知识、技能对患者实施优质护理,以达到减轻痛苦、促进和维持健康、防止传染与流行的一门临床护理学科。其主要内容有概论及常见传染性疾病患者的护理,教材末附有传染病区护理管理和隔离消毒、实训指导、参考文献、传染病护理教学大纲。本教材除绪论、概论外,疾病护理统一用"概述"、"护理评估"、"护理问题"、"护理目标"、"护理措施"、"健康指导"、"护理评价"的结构进行编写,部分重点章节采用情境案例格式对临床诊断、主要护理措施和健康教育进行分析并插入护患对话和住院主要护理工作过程,增强了教材的先进性、科学性、趣味性和生动性。在编写形式上,增加了"考点"、"护考链接"、"临床链接"和"自测题"等,突出了教材的适用性、针对性。

本教材主要供中职护理、助产专业学生使用,也供教师教学参考。

图书在版编目(CIP)数据

传染病护理/李大权主编.—北京:科学出版社,2015.12
中等职业教育规划教材
ISBN 978-7-03-046455-2

Ⅰ.传…　Ⅱ.李…　Ⅲ.传染病-护理-中等专业学校-教材　Ⅳ.R473.5

中国版本图书馆 CIP 数据核字(2015)第 282080 号

责任编辑:丁海燕 / 责任校对:胡小洁
责任印制:赵　博 / 封面设计:金舵手世纪

版权所有,违者必究。未经本社许可,数字图书馆不得使用

科学出版社 出版
北京东黄城根北街16号
邮政编码:100717
http://www.sciencep.com

北京汇瑞嘉合文化发展有限公司 印刷
科学出版社发行　各地新华书店经销

*

2015年12月第 一 版　开本:787×1092　1/16
2018年11月第五次印刷　印张:8 1/2
字数:202 000
定价:29.80元
(如有印装质量问题,我社负责调换)

前 言

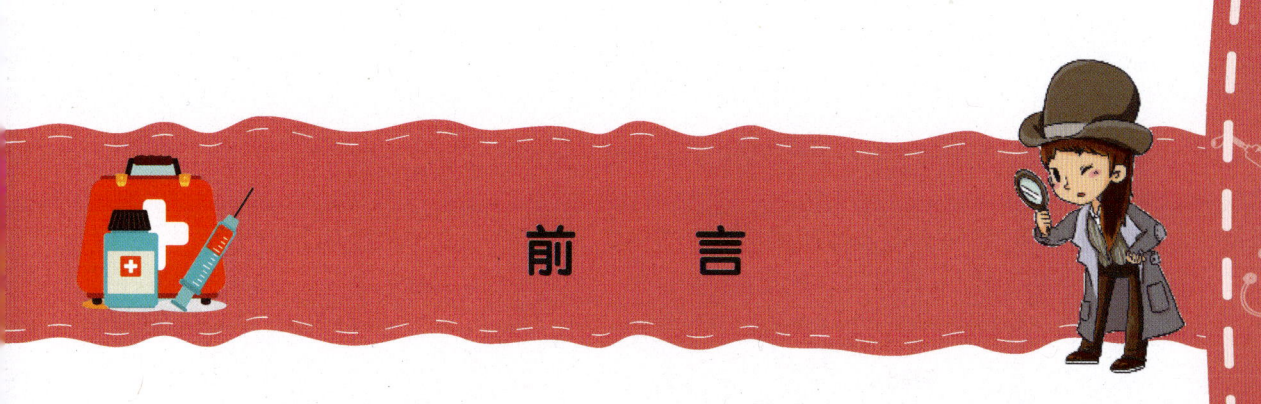

为了体现教材建设要与专业课程体系的改革和发展相适应,与经济社会发展需求相适应的原则,根据卫生职业教育的发展趋势,本教材结合新的护士执业资格考试大纲和要求,突出"以用为本"和以临床护理实践为导向的特点,供中等卫生职业教育护理、助产专业的师生使用。

本教材编写的基本思路:一是以通过护士执业资格考试、实用性为基础,以社会需求为导向,以技能培养为目标,以理论知识适度、技术应用能力较强、知识面较宽、综合素质较高为特点;二是以情境案例为导向,以教学计划和教学大纲为纲领,以培养实用技能型人才为目标,采用情境案例分析和护患对话方式,突出实践教学环节,实训内容贴近护理岗位的临床护理情境;三是与学生的心理特点相一致,根据中等职业教育学生年龄小、基础知识相对薄弱的特点,在表达上力求深入浅出、变难为易、化繁为简,图文并茂,增强可读性;四是遵循教材编写的"三基"(基本理论、基本知识、基本技能)、"五性"(思想性、科学性、先进性、启发性、适用性)、"三特定"(特定的对象、特定的要求、特定的限制)原则,内容科学严谨。

教材内容中,第二章概论按感染的概念及感染过程的表现、感染过程中病原体的致病作用、感染过程中机体免疫反应的作用、传染病的流行过程及影响因素、传染病的基本特征及临床特点、传染病的预防、传染病的诊断及治疗原则、传染病的护理八个要点来写,后面各章疾病护理按"情境案例"、"概述"、"护理评估"、"护理问题"、"护理目标"、"护理措施"、"健康指导"、"护理评价"的结构进行编写,穿插"考点"、"护考链接"、"临床链接",对重点章节情境案例进行分析并插入护患对话和住院主要护理工作过程,增强了教材的生动性和适用性,寓能力培养于课堂教学之中。因传染病具有地方性、季节性等特点,选修内容较多,在保证护士执业资格考试大纲内容掌握的前提下,各地、各校可根据地理、气候、人文等环境进行选修。每章末附有"自测题",书后附有参考答案。

参与本教材的编写人员主要是全国部分中高职卫生职业院校资深教师及来自传染病临床一线有丰富临床经验的任玉尧副院长。全体编者均以科学严谨、高度负责的态度参与教材的编写工作,经过多次讨论、研究,反复修改,付出了大量心血,参考和采纳了国内外有关教材及专著的一些观点,得到了各有关学校的大力支持,在此一并表示诚挚的感谢。但由于编者水平有限,教材中难免有不尽完善之处,敬请各校师生在使用过程中提出宝贵的意见和建议,以求再版时完善和改进。

李大权

2015 年 1 月

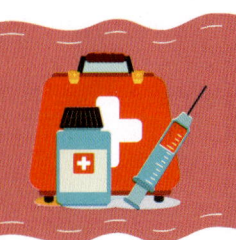

目 录

第一章　绪论	(1)
第二章　传染病概论	(3)
第三章　流行性感冒患者的护理	(12)
第四章　肝炎患者的护理	(18)
第五章　流行性乙型脑炎患者的护理	(27)
第六章　获得性免疫缺陷综合征患者的护理	(33)
第七章　流行性出血热患者的护理	(40)
第八章　狂犬病患者的护理	(45)
第九章　人禽流感患者的护理	(51)
第十章　严重急性呼吸综合征患者的护理	(57)
第十一章　细菌性痢疾患者的护理	(62)
第十二章　伤寒患者的护理	(68)
第十三章　霍乱患者的护理	(74)
第十四章　流行性脑脊髓膜炎患者的护理	(81)
第十五章　钩端螺旋体病患者的护理	(86)
第十六章　疟疾患者的护理	(92)
第十七章　阿米巴病患者的护理	(98)
第十八章　血吸虫病患者的护理	(105)
第十九章　医院感染患者的护理	(110)
实训指导	(116)
参考文献	(119)
附录　传染病区护理管理和隔离消毒	(120)
传染病护理教学大纲	(124)
参考答案	(128)

第一章 绪 论

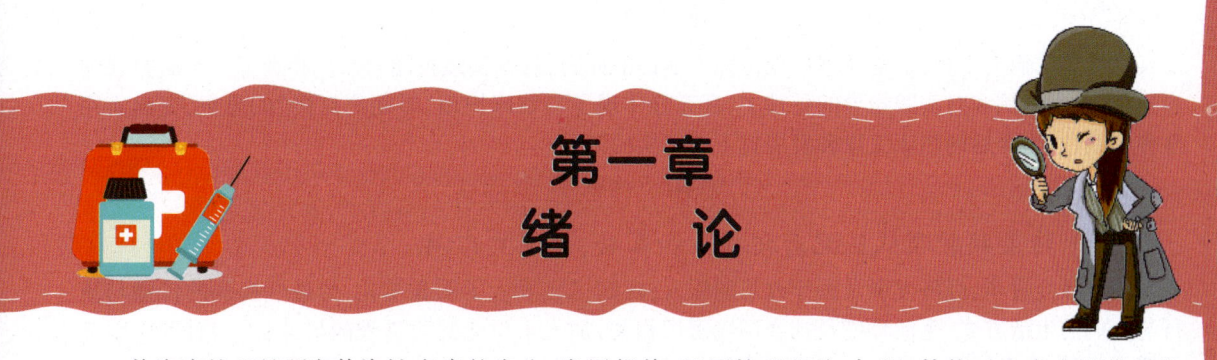

传染病护理是研究传染性疾病的发生、发展规律,运用护理理论、知识、技能对患者实施优质护理,以达到减轻痛苦、促进和维持健康、防止传染与流行的一门临床护理学科。传染病护理是护士执业资格考试内容的重要组成部分。

一、传染病护理的内容及结构

传染病护理共分十九章,分别为绪论、概论、流行性感冒患者的护理、肝炎患者的护理、流行性乙型脑炎患者的护理、获得性免疫缺陷综合征患者的护理、流行性出血热患者的护理、狂犬病患者的护理、人禽流感患者的护理、严重急性呼吸综合征患者的护理、细菌性痢疾患者的护理、伤寒患者的护理、霍乱患者的护理、流行性脑脊髓膜炎患者的护理、钩端螺旋体病患者的护理、疟疾患者的护理、阿米巴病患者的护理、血吸虫病患者的护理、医院感染患者的护理。教材末附有传染病区护理管理和隔离消毒、实训指导、参考文献、传染病护理教学大纲。本教材除了绪论、概论外,疾病护理统一用"概述"、"护理评估"、"护理问题"、"护理目标"、"护理措施"、"健康指导"、"护理评价"的结构进行编写,部分重点章节概述前加"情境案例",中间针对情境案例的临床诊断或护理问题、主要护理措施和健康教育要点进行分析,健康教育后插入护患对话和住院主要护理工作过程。在编写内容和方法上体现护理专业特色,统一各章节的编写风格和体例。在编写形式上,增加了"考点"、"护考链接"、"临床链接"和"自测题"。

二、传染病护理的学习目的、学习方法

(一)传染病护理的学习目的

我国实行护士执业资格考试与注册制度,中职学生毕业时应具备通科临床护理的基本能力,要打好这个基础,就必须学好临床专业课,传染病护理便是临床专业课的重要课程。通过学习,掌握传染病护理基本理论、知识和技能,通过国家考试,获得护士执业证书,经注册成为合格的护士。由于护士的角色作用在不断扩展和延伸,加上传染性疾病护理的特殊性,护理专业的学生将来要更好地完成上述角色任务,就必须掌握传染病护理的基本理论、基本知识和基本技能,能运用护理知识和技能对传染病常见病、多发病患者进行优质护理,为服务对象提供减轻痛苦、促进康复、预防疾病、保持健康的服务。

(二)传染病护理的学习方法

1. 注重基本理论、基本知识和基本技能学习 按照教学大纲和考试大纲的要求,掌握比较扎实的理论知识,熟练掌握护士执业考试所需知识体系。教材中"考点"、"护考链接"、"临床链接"和"自测题"等内容能帮助学生理解、记忆学习内容,提高执业资格考试合格率。正确理解整体护理、优质护理的理念和要求,形成一种基本的护理思维习惯和工作方法,将来在临床工作岗位上能自觉地关注患者在生理、心理、社会等各方面对健康问题的反应和对护理的需求,积极、主动去工作,满足和维护患者的各种合理需要,促进其早日康复。

2. 理论学习与实践技能训练相结合 职业教育的本质特征是以满足岗位需求为出发点和归宿的教育,中等卫生职业教育的培养目标是培养技能型、服务型的高素质劳动者。传染病护理是理论性

及实践性非常强的学科,在重视基本理论知识掌握的同时,强调实践技能的操作和训练。本教材在内容选择、编写体例和对实践指导的处理上,都充分体现了与临床护理"零距离对接"的思想,突出实用性和实践性,为今后的临床工作和发展打下了坚实的基础。

三、传染病护理的发展趋势

(一) 传染病护理从医院走向社区和家庭,范围更广阔

随着社会进步、经济发展及医疗改革的深入,疾病谱已发生了明显变化,传染性疾病的传播与流行与人们的生活方式、生活环境及社会环境密切相关,加上人口老龄化进程的加速,人们对卫生服务的需求数量、需求质量日益增长,防病重于治病的理念不断深入人心,传染性疾病治疗和护理的重点可以由医院扩展到社区和家庭,传染性疾病的卫生保健、健康指导、宣传和预防将成为重点。护理对象由患者扩展到健康人群,传染病护理工作的范围也超越了疾病的护理,扩展到更为广阔的领域。

(二) 随着传染病学的发展,传染病护理的内容不断丰富

随着传染性疾病病因、发病机制研究的进展,部分传染性疾病的护理、防护措施也需不断改进,新的传染性疾病如人感染高致病性禽流感、传染性非典型肺炎、埃博拉出血热等的发生,与生活方式和环境因素影响密切相关,护理方法和措施也有不同的要求和提高。少数传染性疾病如人感染高致病性禽流感随时可能死灰复燃,会引起人群一定程度的恐慌,但懂得其传播途径主要是病禽传染给人、而几乎不能人传染给人就可大大降低人群恐慌程度。因此,传染性疾病的预防、对人群进行健康教育显得极其重要。随着循证护理学的发展,护理人员在护理实践中运用最新最佳的科学证据对患者实施护理,以更科学、更成熟的护理技术为传染性疾病患者提供优质的护理服务。

(三) 心理护理更重要,护士整体素质要求高

部分传染性疾病病程长,易反复或恶化,治疗效果不显著,特别是需要隔离治疗和护理,易产生急躁、焦虑、抑郁、沮丧、悲观、孤独、恐惧、绝望等各种消极心理反应。个别患者(如艾滋病患者)会出现退缩、敌对、沉默、不合作等表现,有些患者会产生被抛弃的感觉,会不同程度地影响治疗和护理的效果,延缓患者的康复。因此,心理护理至关重要。要做好患者的心理护理工作,要求传染病护士不但要有较高的职业道德素质、扎实的专业理论和技能,还要掌握一定的人文科学及社会科学知识,如人际沟通及其技巧、心理学知识、法律知识等。总之,扎实的专业理论知识、规范的操作能力、敏锐的观察能力、分析解决问题能力、独立学习和创新能力、评判性思维能力、灵活的应变能力,心理素质及身体素质等对传染病区护士都非常重要,使护士能针对患者不同的心理反应,做好心理疏导和精神调适,使患者保持良好的精神状态,以利于治疗和康复。

(李大权)

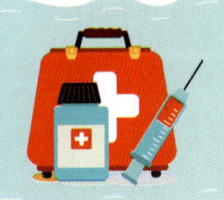

第二章
传染病概论

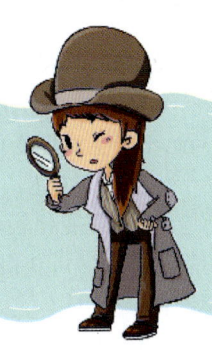

传染病是由病原体感染人体后引起的具有传染性的疾病。常见的病原体有病毒、细菌、衣原体、立克次体、支原体、真菌、螺旋体、原虫、蠕虫等。传染病的流行过程必须具备传染源、传播途径和易感人群三要素。一些传染病如鼠疫、天花等已被消灭或得到控制，但一些传染病如病毒性肝炎、细菌性痢疾、感染性腹泻等的发病率仍居高不下；部分曾经被控制的传染病如肺结核、血吸虫病等却出现流行扩散趋势；一些新发传染病如艾滋病、传染性非典型肺炎、人感染高致病性禽流感、埃博拉出血热、疯牛病、军团病、出血性大肠杆菌 $O_{157}:H_7$ 感染等对人类危害世人共知。因此，传染病的研究与防治工作仍然任重道远。传染病护理是传染病防治工作中的重要组成部分，不仅关系到传染病患者的早日康复，对控制和终止传染病在人群中的流行也十分重要。

> **临床链接**
>
> 埃博拉出血热（EHF）：是由埃博拉病毒（Ebola virus）引起的一种急性出血性传染病。病毒可分为扎伊尔型、苏丹型、本迪布焦型、塔伊森林型和莱斯顿型。人主要通过接触患者或感染动物的体液、分泌物和排泄物等而感染，临床表现主要为突起发热、出血和多器官损害。病死率高达 50%～90%。目前对埃博拉病毒病尚无特效治疗方法，改变不良的生活方式和行为、控制动物传染源、加强对疫区进口动物的检疫及防止医源传播是预防埃博拉病毒最为有效的方式（图2-1）。

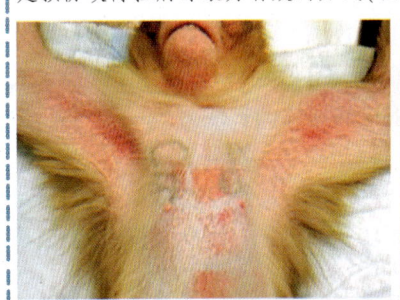

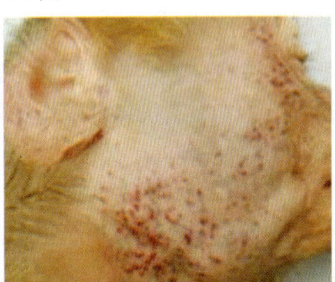

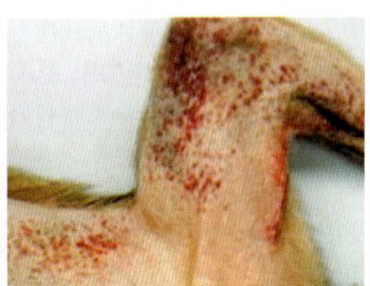

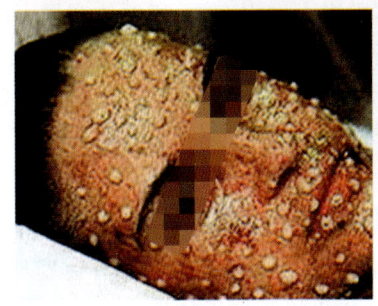

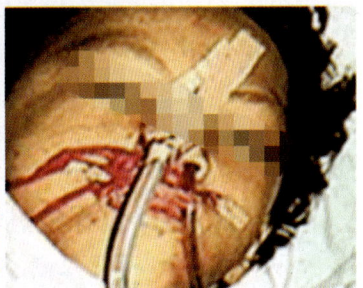

图2-1 感染埃博拉病毒的猴子和人

一、感染的概念及感染过程的表现

感染是病原体侵入机体后与人体相互作用、相互斗争的过程，又称为传染。此过程主要取决于病原体的致病力和机体的免疫功能，也与外界环境因素影响如受凉、劳累、药物等有关。当人体防御能力低下或病原体致病力较强时，病原体可在人体内生长、繁殖，使人患病；反之，病原体被消灭或者被清除。病原体与人体双方相互斗争产生了感染过程的5种表现。

1. **病原体被清除** 病原体进入人体后,人体通过非特异性免疫或特异性免疫将病原体消灭或清除,不产生病理变化,亦不引起任何临床症状。

2. **隐性感染** 又称亚临床感染或不显性感染。病原体侵入人体后,仅诱导机体产生特异性免疫应答,病理变化轻微,临床上不出现任何症状、体征,甚至生化改变,只有通过免疫学检查才能发现。隐性感染后可获得对该传染病的特异免疫力,病原体被清除。少数转变为病原携带状态,成为病原携带者。

3. **显性感染** 又称临床感染。病原体侵入人体后,不但诱导机体产生免疫应答,而且通过病原体本身的致病力或机体的变态反应,导致组织损伤,产生病理改变,出现临床特有的症状和体征。

4. **病原携带状态** 是指病原体侵入人体以后,在人体内生长繁殖并不断排出体外而不出现任何疾病表现的状态,因而成为传染病流行的重要传染源。按病原体不同,可分为带病毒者、带菌者与带虫者。按其携带病原的持续时间,可分为急性病原携带者(<3个月)和慢性病原携带者(>3个月)。按发生的时期不同,可分为潜伏期病原携带者(发生于显性感染临床症状出现之前)、恢复期病原携带者(发生于显性感染临床症状出现之后)和无症状携带者(发生于隐性感染之后)。

5. **潜伏性感染** 病原体感染人体以后寄生于机体某个部位,机体的免疫功能使病原体局限而不引起机体发病,但又不能将病原体完全清除,病原体长期潜伏于机体内。当机体免疫功能下降时,则可引起机体发病。此期间病原体一般不排出体外,不会成为传染源。

上述5种感染表现形式以隐性感染最常见,病原携带状态次之,显性感染比例最小,可在一定条件下相互转化。

考点:感染过程的5种表现

二、感染过程中病原体的致病作用

感染过程中,病原体的致病力和机体的免疫功能起着重要作用。致病力包括以下4个方面。

1. **侵袭力** 是指病原体侵入机体并在机体内生长、繁殖的能力。有些病原体可以直接侵入人体,有些病原体依靠自身荚膜和酶破坏组织或抑制机体吞噬作用促进病原体的扩散。

2. **毒力** 包括内毒素、外毒素及毒力因子。

3. **数量** 在同一种传染病中,侵入机体中的病原体数量一般与致病能力成正比。但不同的传染病中,能引起传染病发生的最低病原数量差别较大,如伤寒需要10万个菌体,而痢疾仅10个菌体即能致病。

4. **变异** 病原体可因环境、药物或遗传等诸多因素而发生变异,病原体变异可能出现毒力增强或减弱。病原体的抗原变异可逃避机体的特异性免疫作用而引起疾病的持续感染或反复流行。

此外,传染病的发病与病原体的入侵门户和特异性机体内定位密切相关。病原体在机体内定居、繁殖而发生病变需要适合的入侵门户。病原体成功入侵后,在入侵部位或远离部位或某一靶器官繁殖或病变可有不同结果,不同病原体的机体内定位不同,每种传染病都有自身的规律。

三、感染过程中机体免疫反应的作用

病原体侵入人体后,机体产生免疫应答反应,包括非特异性免疫和特异性免疫。免疫反应可以是保护机体免受病原体入侵、破坏的保护性免疫应答,也可以是促进病理生理过程及组织损伤的变态反应。

(一)非特异性免疫

非特异性免疫是机体对休内异物的一种清除作用。通过遗传而获得,无抗原特异性,又称为先天性免疫。

1. **天然屏障** 有外部屏障如皮肤、黏膜及其分泌物;内部屏障如血-脑脊液屏障、胎盘屏障等。

2. 吞噬作用　单核-巨噬细胞系统包括血液中游走大单核细胞,肝、脾、淋巴结及骨髓中固定的吞噬细胞和各种粒细胞,具有非特异性吞噬功能,可清除机体内的病原体。

3. 体液因子　包括补体、溶菌酶和各种细胞因子,如白细胞介素1~6、肿瘤坏死因子、γ-干扰素、粒细胞-巨噬细胞集落刺激因子等,可直接或通过免疫调节作用清除病原体。

(二) 特异性免疫

通过对病原体抗原识别后产生的针对该抗原的特异性免疫反应,是后天获得的一种主动免疫,包括由B淋巴细胞介导的体液免疫和由T淋巴细胞介导的细胞免疫。

> **临床链接**
> 免疫球蛋白(Ig):分为5类,即Ig G、Ig A、Ig M、Ig D、Ig E,各具不同功能。在感染过程中Ig M首先出现,但持续时间不长,是近期感染的标志。Ig G随后出现,并持续较长时间。Ig A主要是呼吸道和消化道黏膜上的局部抗体。Ig D含量极低,功能尚不清楚,可能与某些变态反应性疾病有关。Ig E则主要作用于入侵的原虫和蠕虫。

四、传染病的流行过程及影响因素

(一) 流行过程的基本条件

传染病的流行过程是指传染病在人群中发生、发展和转归的过程。传染源、传播途径和易感人群是传染病流行过程的3个基本条件,这3个条件相互联系、同时存在,使传染病不断传播蔓延。

1. 传染源　指体内有病原体生长、繁殖并将其排出体外的人或动物。
(1) 患者:是重要的传染源,患者通过咳嗽、呕吐、腹泻等方式排出病原体。多数传染病在潜伏期末即有传染性,症状明显期传染性最大。
(2) 隐性感染者和病原携带者:隐性感染者由于无任何症状和体征而不易被发现,病原携带者不出现任何症状但能排出病原体,因此,两者均是重要的传染源。
(3) 受感染的动物:动物源性传染病可由动物体内排出病原体,导致人类发病,如鼠疫、狂犬病等。

考点:传染源的种类

2. 传播途径　指病原体离开传染源后,到达另一个易感者所经过的途径。
(1) 空气、飞沫、尘埃(呼吸道传播):易感者吸入患者从口、鼻排出的含有病原体的空气、飞沫,或地面上含有病原体的干燥痰液形成的尘埃而感染。
(2) 水、食物(消化道传播):易感者因进食被病原体污染的水源、食物及患病动物的肉、乳、蛋等受到感染。
(3) 手、用具、玩具(接触传播):易感者因接触传染源分泌物或排泄物污染的日常生活用具如餐具、洗漱用具、玩具等被感染,又称日常生活接触传播。可传播呼吸道传染病如白喉,也可传播消化道传染病如细菌性痢疾等。
(4) 媒介昆虫(虫媒传播):①机械性传播:是通过昆虫媒介机械携带病原体,污染水源和食物而传播疾病。②生物性传播:是通过吸血节肢动物在患病动物与人之间叮咬、吸吮血液而传播疾病。
(5) 血液、血制品、体液传播:易感者通过输入被病原体污染的血液、血制品或性交等接触患者的体液而感染。
(6) 母婴传播:病原体通过母亲胎盘、分娩、哺乳等方式感染胎儿或婴儿。
(7) 土壤传播:易感者通过接触被病原体的芽胞(如破伤风、炭疽)、幼虫(如钩虫)、虫卵(如蛔虫)等污染的土壤而感染。

考点:传播途径方式

3. 人群易感性　对某一传染病缺乏特异性免疫力的人称为易感者。易感者在某一特定人群中的比例决定该人群的易感性。人群易感性的高低影响该传染病的发生和传播。易感人群越多,人群易感性越高,传染病越容易发生流行。进行有计划预防接种,普遍推行人工主动免疫,可降低人群易感性。

(二) 影响流行过程的因素

1. 自然因素　主要包括地理、气候和生态环境等,对流行过程的3个环节都有重要影响。寄生虫病和虫媒传染病受自然因素影响尤其明显。传染病的地区性和季节性与自然环境关系密切。自然因素可直接影响病原体在外界环境中的生存能力,也可通过降低机体的非特异性免疫力而促进流行过程的发展。

2. 社会因素　包括社会制度、经济状况、生活条件、文化水平、风俗习惯、宗教信仰等,对传染病的流行过程有重要的影响,其中社会制度起主导作用。

五、传染病的基本特征及临床特点

(一) 传染病的基本特征

传染病主要区别于其他疾病的4个基本特征如下。

1. 病原体　每种传染病都由特异性病原体引起,病原体可以是微生物或寄生虫,以病毒和细菌最常见。临床检出病原体对明确诊断有重要意义。

2. 传染性　指病原体由宿主体内排出,经一定途径传染给另一个宿主的特性。任何传染病都具有一定的传染性,但强弱不等,同一疾病的不同病期,其传染性也不同。传染病患者具有传染性的时期称为传染期,其长短是确定患者隔离期限的重要依据。传染性是传染病与其他感染性疾病最重要的区别。

3. 流行病学特征

(1) 流行性:在一定条件下,传染病能在人群中广泛传播蔓延的特性称为流行性。按其强度可分为4种。①散发:指某传染病在某地区的发病率处于常年的一般水平。②流行:指某传染病在某地区的发病率显著高于常年的一般发病率(一般3～10倍)。③大流行:指某传染病在一定时间内迅速蔓延,波及范围广泛,超出国界或洲界。④暴发:指传染病病例发病时间的分布高度集中于一个短时间之内(通常为该病的潜伏期内),这些病例多由同一传染源或共同的传播途径所引起,如流行性感冒、食物中毒。

(2) 季节性:某些传染病在每年一定季节出现发病率升高的现象称为季节性。例如,冬春季节呼吸道传染病发病率高;而夏秋季节消化道传染病发病率高;虫媒传染病则与媒介节肢动物活跃季节相一致。

(3) 地方性:某些传染病由于受地理气候等自然因素或人们生活习惯等社会因素的影响,仅局限在一定地区内发生,称为地方性传染病。某些自然环境有利于某些传染病在野生动物之间传播,野生动物为主要传染源,人进入这个地区就有可能受感染而发病,称为自然疫源性传染病,也属于地方性传染病。存在这种疾病的地区称为自然疫源地,人进入这个地区就有受感染的可能。

4. 感染后免疫　人体感染病原体后,无论是显性或隐性感染,均能产生针对该病原体及其产物的特异性免疫。感染后免疫属于主动免疫,通过抗体转移而获得的免疫属于被动免疫。病原体不同,感染后免疫持续时间长短和强弱亦不同。一般而言,病毒性传染病的感染后免疫时间最长,甚至可保持终身,但有例外,如流感;细菌、螺旋体、原虫性传染病的感染后免疫时间较短,仅为数月或数年,但也有例外,如伤寒;蠕虫感染后一般不产生保护性免疫,因而常可重复感染。

考点: 传染病的基本特征

(二) 传染病的临床特点

1. 病程发展的阶段性　传染病的病程从发生、发展至恢复具有一定的阶段性,一般分为4期,以急性传染病最明显。

(1)潜伏期:指从病原体侵入人体起到开始出现临床症状为止的时期。潜伏期相当于病原体在体内定位、繁殖和转移、引起组织损伤和功能改变导致临床症状出现之前的整个过程。传染病的潜伏期长短不一,对传染病的诊断、确定检疫期限和流行病学调查有重要意义。

(2)前驱期:指从起病至出现明显症状开始为止的一段时期。患者多表现为头痛、发热、乏力、食欲缺乏、肌肉酸痛等,无特异性,为许多传染病所共有,持续1~3天,起病急骤者可无此期。多数传染病在此期已有较强的传染性。

(3)症状明显期:指前驱后,病情逐渐加重而达到高峰,出现某种传染病特有的临床表现时期,可分为上升期、极期和缓解期。本期传染性较强且易产生并发症。

(4)恢复期:指机体的免疫力增加,病理生理过程基本终止,患者的临床表现逐渐消失的时期。部分患者体内的病原体已被清除,不再成为传染源;部分患者仍可排出病原体,引起疾病复发或成为病原携带者。恢复期结束后,机体功能仍长期未能恢复正常者称为后遗症,多见于中枢神经系统传染病。

有些传染病患者进入恢复期,体温恢复正常一段时间后,由于潜伏于体内的病原体再度繁殖至一定程度,使初发病的症状再度出现,称为复发。当病情进入恢复期时,体温尚未恢复至正常,又再发热,称为再燃,可能与血中病原体未完全清除有关。

2. 常见症状与体征

(1)发热:是许多传染病所共有的最常见、最突出的症状,热型是传染病的重要特征之一,在诊断和鉴别诊断上有重要意义。例如,稽留热见于伤寒、斑疹伤寒等传染病的极期;弛张热常见于败血症;间歇热见于疟疾及败血症;波状热见于布鲁菌病等。

(2)发疹:许多传染病在发热的同时常伴有发疹,称为发疹性感染。发疹分为皮疹(外疹)和黏膜疹(内疹)两大类。了解疹的形态、出疹时间、分布部位、出疹顺序、疹的消退等对传染病的诊断和鉴别诊断有重要参考价值。例如,斑丘疹见于麻疹、风疹、伤寒、猩红热等,疱疹多见于水痘、单纯疱疹、带状疱疹等,玫瑰疹见于伤寒、沙门菌感染,出血疹多见于流行性出血热、登革热、流行性脑脊髓膜炎等,荨麻疹见于病毒性肝炎、丝虫病等;水痘、风疹多发生于病程第1天,猩红热于第2天,天花于第3天,麻疹于第4天,斑疹伤寒于第5天,伤寒于第6天等;水痘的皮疹以躯干多见,伤寒的玫瑰疹主要分布在腹、胸及背部,流行性出血热的出血点多见于腋下;麻疹的皮疹先出现于耳后、发际、面部,然后向躯干、四肢蔓延,最后达手、足等;麻疹呈糠麸样脱屑,猩红热呈片状脱皮,水痘痂皮脱落后不留瘢痕。

考点:传染病发疹的特点

(3)毒血症:由病原体及其代谢产物引起的发热以外的多种症状称为毒血症状,如疲乏、厌食、头痛、关节痛、意识障碍、呼吸循环衰竭及肝、脾、淋巴结肿大等,是多种传染病常见的共同表现。

3. 临床类型 根据传染病临床过程的长短可分为急性、亚急性和慢性;根据病情轻重可分为轻型、中型、重型和暴发型;根据临床特征可分为典型和非典型传染病。临床分型对治疗、隔离及护理等具有重要指导意义。

六、传染病的预防

传染病的预防工作主要针对传染病流行过程的3个基本环节,采取综合性预防措施。根据各种传染病的特点,针对传播的主导环节,采取相应的措施,防止传染病继续传播(图2-2)。

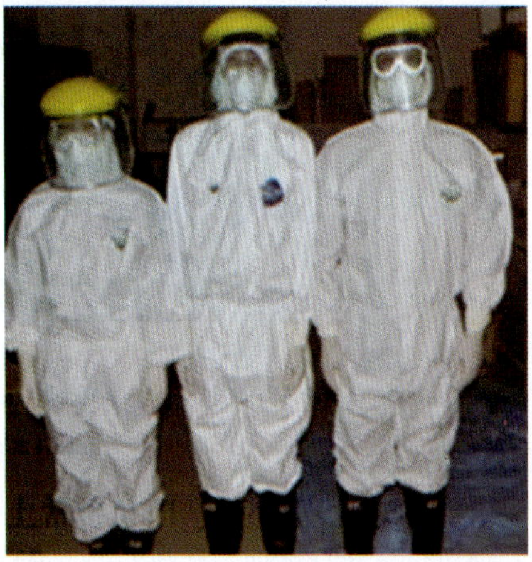

图2-2 医护人员应对感染埃博拉病毒的患者

（一）管理传染源

1. **对患者的管理** 早发现、早诊断、早报告、早隔离、早治疗是预防传染病传播的重要措施。一旦发现传染病患者或疑似患者，应立即隔离治疗。根据《中华人民共和国传染病防治法》将传染病分为甲、乙、丙三类共39种。

甲类传染病：鼠疫、霍乱。

考点：甲类传染病有哪些

乙类传染病：传染性非典型肺炎、甲型H1N1流感、艾滋病、病毒性肝炎、脊髓灰质炎、人感染高致病性禽流感、麻疹、流行性出血热、狂犬病、流行性乙型脑炎、登革热、炭疽、细菌性和阿米巴性痢疾、肺结核、伤寒和副伤寒、流行性脑脊髓膜炎、百日咳、白喉、新生儿破伤风、猩红热、布鲁菌病、淋病、梅毒、钩端螺旋体病、血吸虫病、疟疾。

丙类传染病：流行性感冒、流行性腮腺炎、风疹、急性出血性结膜炎、麻风病、流行性和地方性斑疹伤寒、黑热病、包虫病、丝虫病，以及除霍乱、细菌性和阿米巴性痢疾、伤寒和副伤寒以外的感染性腹泻病、手足口病。

其中，对乙类传染病中传染性非典型肺炎、炭疽中的肺炭疽、脊髓灰质炎和人感染高致病性禽流感，采取甲类传染病的预防、控制措施。突发原因不明的传染病采取甲类传染病的预防、控制措施。

> **护考链接**
>
> 下列哪种传染病必须采取强制性管理措施（　　） A. 艾滋病　B. 梅毒　C. 狂犬病　D. 人感染高致病性禽流感　E. 淋病
>
> **点评**：5种均属于乙类传染病，但人感染高致病性禽流感必须采取甲类传染病的预防、控制措施。

为强制和严格管理传染病，甲类传染病城镇要求发现2小时内（通过网络直报或其他最快方式如电话或传真）上报当地卫生防疫机构，农村不超过6小时；乙类传染病要求于6小时内上报当地卫生防疫机构，农村不超过12小时；丙类传染病要求于发现后24小时内上报当地卫生防疫机构。

《中华人民共和国传染病防治法》规定，医疗机构对于甲类传染病应当及时采取下列措施：①对患者和病原携带者予以隔离治疗，隔离期限根据医学检查结果确定；②对疑似患者，确诊前在指定场所进行单独隔离治疗；③对医疗机构内的患者、病原携带者和疑似患者的密切接触者，在指定场所进行医学观察和采取其他必要的预防措施；④拒绝隔离治疗或隔离期未满擅自脱离隔离治疗者，可以由公安机关协助医疗机构采取强制性隔离治疗措施。

考点：甲类传染病上报时间

2. **对接触者的管理** 对接触者采取的防疫措施叫检疫。检疫期限是从最后接触之日算起，至该病的最长潜伏期。在检疫期内可根据情况采取医学观察、留验、隔离或卫生处理，紧急免疫接种或预防服药。

医学观察是指对接触者的日常活动不加限制，但要每天进行相关或必要检查，了解有无早期发病的征象。适用于乙类传染病的接触者。

留验又称隔离观察，是对接触者收留在指定场所，限制活动范围，不能与他人接触，并进行医学观察，确诊后立即隔离治疗。对集体单位的留验又称集体检疫。适用于甲类传染病接触者。

3. **对病原携带者的管理** 应做到早期发现。凡是患过传染病及传染病的接触者、流行区高危人群和某些行业人员（托幼机构、饮食、供水等），均应定期做病原学检查，以便早期发现病原携带者。对病原携带者须做好登记，指导、督促病原携带者养成良好的卫生、生活习惯，并定期随访观察，必要时应调换工作、进行隔离治疗，尽可能减少其传播机会。

4. **对动物传染源的管理** 应根据动物的病种和经济价值，予以隔离、治疗或杀灭。对捕杀的动物尸体进行焚化或深埋。在流行地区对家禽、家畜进行预防接种，可降低发病率。患病动物的分泌物、排泄物要彻底消毒。

(二) 切断传播途径

切断传播途径是以消灭被污染环境中的病原体及其传播媒介为目的的措施。应根据各种传染病的不同传播途径分别采取隔离、消毒、杀虫、加强管理等方法和措施。例如，呼吸道传染病，应着重进行空气消毒，教育人们不要随意吐痰、咳嗽或打喷嚏用手帕捂住口鼻，外出戴口罩，流行期间少到公共场所。对消化道传染病，应着重加强饮食卫生、个人卫生及粪便管理，保护水源，消灭苍蝇、蟑螂、老鼠等。对虫媒传染病，应根据不同媒介昆虫的生态习性特点，进行消灭滋生地、杀虫等措施(图2-3)。加强血源和血制品的管理、防止医源性传播是预防血源性传染病的有效手段。

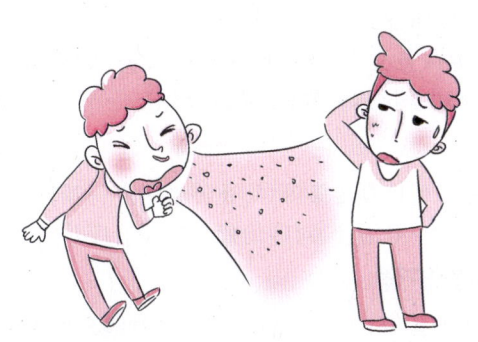

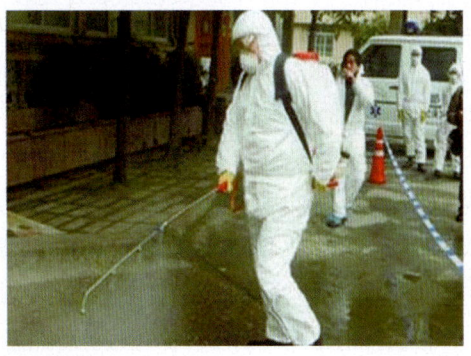

图 2-3 切断传播途径

(三) 保护易感人群

保护易感人群可以提高人体对传染病的抵抗力和免疫力，从而降低传染病的发病率。保护易感人群应采取以下措施。

1. **增强非特异性免疫力** 包括加强体育锻炼、生活规律、调节饮食、改善营养、养成良好卫生习惯、改善居住条件、协调人际关系、保持愉快心情等。

2. **增强特异性免疫力** 关键措施是预防接种(图2-4)，特别是儿童计划免疫接种对传染病预防起着非常重要的作用。

(1) 人工自动免疫：将减毒或灭活的病原体、纯化的抗原和类毒素制成菌(疫)苗接种到人体内，人体在接种后1～4周产生抗体，称为人工自动免疫。免疫力可保持数月至数年。用病毒制成的免疫制剂称为疫苗。用细菌制成的称为菌苗。

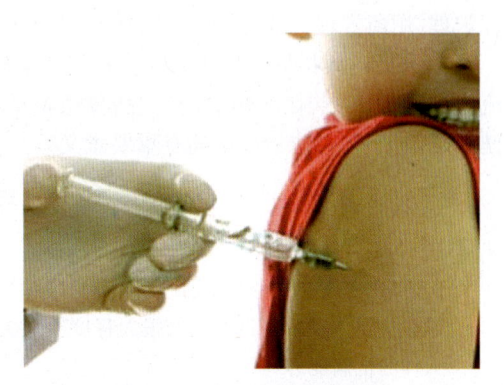

图 2-4 传染病的预防措施

计划免疫是根据规定的免疫程序，对易感人群有计划地进行有关生物制品的预防接种，以提高人群的免疫水平。儿童计划免疫要求对所有的适龄儿童全部接种无细胞百白破疫苗、卡介苗、脊髓灰质炎疫苗、麻疹疫苗、乙肝疫苗、麻腮风疫苗、A+C群流脑疫苗、甲肝疫苗、乙脑疫苗等免疫制品，使儿童获得恒定的免疫，实现基本消灭脊髓灰质炎、百日咳、白喉，把结核病、麻疹、破伤风、乙型肝炎的发病率控制在最低水平的目标。

(2) 人工被动免疫：将制备好的含抗体的血清或抗毒素注入易感者体内，使机体迅速获得免疫力的方法，称为人工被动免疫。免疫持续时间仅2～3周。常用于治疗或对接触者的紧急预防。常用制剂有抗毒血清、人血丙种球蛋白、胎盘球蛋白和特异性高价免疫球蛋白等。

对某些尚无特异性免疫方法或免疫效果不理想的传染病，在流行期间可通过口服预防药物以降低发病率和控制其流行，如口服磺胺药预防流行性脑脊髓膜炎、口服乙胺嘧啶预防疟疾等。

七、传染病的诊断和治疗原则

(一)传染病的诊断

传染病的诊断主要依靠下列3个方面的资料。

1. 流行病学资料 在传染病的诊断中占重要地位,包括年龄、性别、籍贯、职业、生活方式与习惯、旅居地区、居住环境、发病季节、诱因或传染病接触史、家庭或集体发病情况、既往传染病史、预防接种史等。

2. 临床资料 传染病种类多,临床表现比较复杂,全面而准确的临床资料来源于详尽地询问病史、全面而仔细的体格检查,特别是有诊断价值的症状和体征。

3. 辅助检查资料 辅助检查对传染病的诊断有特殊意义,包括一般实验室检查(如血液、尿液、粪便检查和生化检查)、病原学检查、免疫学检查(如血清学抗体检测、皮肤试验)等。

(二)传染病的治疗原则

传染病治疗的目的,不仅在于促进患者的康复,还在于控制传染源,防止传染病进一步传播,因此要坚持综合治疗的原则,即治疗、护理与隔离、消毒并重,一般治疗、对症治疗与病原治疗并重的原则。

八、传染病的护理

1. 严格执行消毒隔离制度 护理人员要熟悉各种传染病的流行过程,掌握各种隔离技术和消毒方法,熟悉各种管理制度并严格执行,以防止和控制传染病的扩散和院内感染。

2. 准确及时报告疫情 护士是传染病的责任报告人之一,应严格按照传染病报告制度,准确及时报告疫情。

3. 护理措施 按照整体护理程序、优质护理要求对患者进行一般护理、病情观察、对症护理、心理护理、用药护理等,应方法得当,措施有力,以促进患者身心康复。

4. 开展健康指导 护理人员应宣传传染病基本知识,让患者及家属甚至广大人群知道传染病的流行过程,做好传染病预防工作。指导患者及家属遵守隔离和探视制度,正确进行家庭护理、自我保健和疫苗接种,对防治传染病有重要意义。

自 测 题

A_1 型题

1. 关于感染的概念错误的是( )
   A. 感染病原体以后是否发病在很大程度上取决于人体的抗病能力
   B. 感染过程是人体与病原体相互作用、相互斗争的过程
   C. 感染也可以称为传染,所以感染性疾病就是传染病
   D. 感染病原体以后不一定都发病
   E. 构成传染过程必须具备传染源、易感人群、传播途径三个环节

2. 下列哪项不可作为传染源( )
   A. 隐性感染患者   B. 显性感染患者
   C. 病原携带者   D. 潜伏性感染患者
   E. 受感染的动物

3. 下列属于强制管理的传染病是( )
   A. 艾滋病   B. 鼠疫
   C. 淋病   D. 狂犬病
   E. 伤寒

4. 对接触者收留在指定场所,限制活动范围,不能与他人接触,确诊后立即隔离治疗,称为( )
   A. 医学观察   B. 留验
   C. 检疫   D. 卫生处理
   E. 紧急免疫接种

5. 病原体侵入人体后,仅诱导机体产生特异性免疫应答,病理变化轻微,临床上不出现任何症状、体征,称为( )
   A. 病原体被清除   B. 显性感染
   C. 隐性感染   D. 病原携带者
   E. 潜伏性感染

A_2 型题

6. 女,19岁,学生,其母因"甲型病毒性肝炎"被隔离住院治疗,想照顾母亲又怕被传染,适宜的处理办法是( )

A. 不能照顾
B. 穿好隔离衣后再照顾
C. 隔离病房外守候
D. 接种甲型肝炎疫苗后再照顾
E. 肌内注射丙种球蛋白或特异性高价免疫球蛋白后再照顾

7. 女,21岁,5天前元旦节外出旅游,今出现发热、头痛、全身酸痛、轻度鼻塞、无流涕,怀疑甲型H1N1流感,被传染病院隔离治疗,原因是( )
A. 不假外出
B. 有传染性
C. 甲型H1N1流感是甲类传染病
D. 病情严重
E. 不能接触冷空气

8. 男,55岁,企业职工,单位组织体检时被查出"乙型肝炎病毒携带者",多年前因"呼吸道感染"经常到个体诊所用玻璃注射器"打针",自己不知何时、何地、何种原因感染上乙型肝炎病毒,护士的回答中适当的是( )
A. 乙肝可以母婴传播,是母亲遗传的
B. 乙肝可以血液传播,是输血感染的
C. 乙肝可以体液传播,是爱人感染的
D. 乙肝是呼吸道感染引起的
E. 乙肝是通过不洁注射器传播的

9. 男,28岁,2003年"非典"流行期间因"发热、头痛、咳嗽"被接诊护士立即上报卫生行政主管部门,马上被强行隔离进行医学观察和治疗,后诊断为"普通感冒"康复出院,患者被强行隔离的原因主要是( )
A. "非典"死亡率高
B. "非典"是甲类传染病
C. "非典"是乙类传染病,但按甲类传染病管理
D. "非典"是丙类传染病
E. 医疗卫生部门违规操作

(李大权)

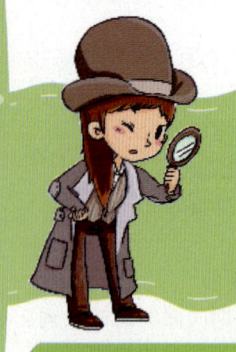

第三章 流行性感冒患者的护理

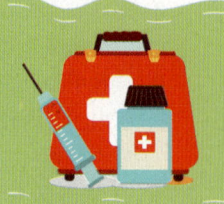

情境案例 3-1

患者刘某,26岁,百货商场售货员,门诊医生按"流行性感冒"收住院。患者叙述:下班回家后莫名其妙地出现发热、怕冷、头痛得厉害、全身酸痛无力、喉咙干痛、轻微鼻塞、不咳嗽。体格检查:体温39.6℃,呼吸18次/分,脉搏85次/分,血压120/80mmHg,两眼结膜充血,咽后壁轻度充血,两肺闻及少许干啰音。患者因担心自己患有严重疾病而反复问医生:"是什么病?有危险吗?"

流行性感冒简称流感,是由流感病毒引起的一种急性呼吸道传染病。临床主要表现为急起高热、明显的头痛、全身肌肉酸痛、乏力等中毒症状,而呼吸道症状相对较轻。其主要通过空气飞沫传播,潜伏期短,具有高度传染性,传播速度快,可在人群中引起流行。

一、概 述

流感病毒属于正黏液病毒科,基因组为 RNA 病毒。根据感染对象不同可分为人、猪、马及禽流感病毒,其中人流感病毒可分为甲(A)、乙(B)、丙(C)三型,三型间无交叉免疫。抗原变异是流感病毒独特和显著的特征,甲型最容易发生变异,传染性强,可感染人和多种动物,为人类流感的主要病原,常引起大流行;乙型变异较少;丙型较稳定。

流感病毒不耐热,100℃ 1 分钟或 56℃ 30 分钟可灭活,对常用消毒剂敏感(如 1% 甲醛、过氧乙酸、含氯消毒剂等),对紫外线敏感,耐低温和干燥,室温下传染性很快丧失,但在 0~4℃ 能存活数周,-70℃ 以下或冻干后能长期存活。

临床链接

甲型 H1N1 流感:为急性呼吸道传染病,其病原体是一种新型的甲型 H1N1 流感病毒,在人群中传播。与以往或目前的季节性流感病毒不同,该病毒毒株包含有猪流感、禽流感和人流感三种流感病毒的基因片段。人群对甲型 H1N1 流感病毒普遍易感,并可以人传染人,人感染后的早期症状与普通流感相似,部分患者病情迅速发展,来势凶猛、突然高热、体温超过38℃,甚至继发严重肺炎、急性呼吸窘迫综合征、肺出血、胸腔积液、全身血细胞减少、肾衰竭、败血症、休克及 Reye 综合征、呼吸衰竭及多器官损伤。病死率高达 12%~18.8%。

流感病毒进入人体后,如果不被咳嗽反射所清除,或不为机体的特异 IgA 抗体中和及黏膜分泌物中的非特异性抑制物灭活,则可使宿主细胞发生变性、坏死脱落,产生炎症反应而出现发热、头痛和全身肌肉酸痛等全身症状。因呼吸道黏膜充血、水肿和分泌物增加,从而产生鼻塞、流涕、咽喉疼痛、干咳及其他上呼吸道感染症状,当病毒蔓延至下呼吸道,则可能引起毛细支气管炎和间质性肺炎。

二、护理评估

(一)流行病学资料

1. 传染源 流感患者及隐性感染者为主要传染源。自潜伏期即有传染性,发病 3 天内传染性最强,传染期约为 1 周。

2. 传播途径 主要通过空气飞沫传播,病毒随咳嗽、打喷嚏、说话等经飞沫传播;也可通过污染的手、日常生活用品间接接触传播(图 3-1)。

3. 易感人群 人群普遍易感,病后仅对同型流感病毒产生免疫力,但持续时间短。各型及不同亚型之间无交叉免疫,可反复发病。由于流感病毒极易发生变异,变异后人群无免疫力,易引起流行。

4. 流行特征

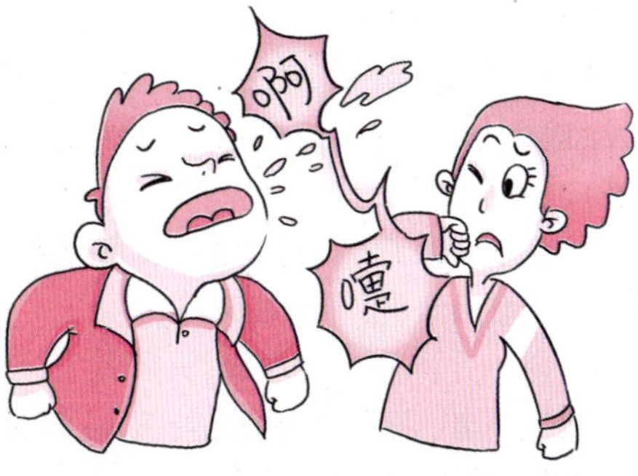

(1) 流行特点：突然发生，迅速传播，2～3周达高峰，发病率高，流行期短，一般为6～8周，常沿交通线传播。一般是先城市后农村，先集体单位，后分散居民。甲型流感常引起暴发流行，甚至是世界大流行，一般10～15年发生一次大流行，2～3年发生一次小流行。乙型流感以局部流行为主，5～6年发生一次；丙型以散发流行为主。

(2) 流行季节：四季均可发生，以冬春季为主。南方在夏秋季也可见到流感流行。

图3-1 流行性感冒的传播途径

考点：流感流行过程的三个基本环节和流行特征

(二) 身心状况

1. **躯体表现** 潜伏期为数小时至4天，一般为1～3天。流感患者因临床类型不同而表现出相应的症状和体征。

(1) 典型流感：此型最常见，急起高热，体温可达39～40℃，伴畏寒或寒战、头痛、全身肌肉酸痛、乏力、食欲缺乏等全身中毒症状明显。可伴或不伴鼻塞、流涕、咽痛、干咳等呼吸道症状及畏光、流泪等。查体：面部潮红，咽部及眼结膜轻度充血。肺部可闻及干啰音。病程4～7天。发热多于1～2天达高峰，3～4天热退，退热后呼吸道症状较明显并持续3～4天后消失，但乏力和咳嗽可持续数周。

(2) 轻型流感：起病急，轻中度发热，体温常不超过39℃，全身及呼吸道症状均较轻，病程2～3天。

(3) 肺炎型流感：多见于老年人、儿童、孕妇、原有心肺疾患或免疫功能低下的人群。主要表现为高热持续不退，剧烈咳嗽、咳血痰或脓性痰，呼吸急促及发绀，可伴有心、肝、肾衰竭，肺部可闻及干、湿啰音，无肺实变体征。胸部X线片提示两肺有散在的絮状阴影。痰培养无致病细菌生长，可分离出流感病毒。可因呼吸、循环衰竭而死亡。

(4) 中毒型流感：极为少见。流感病毒侵入神经系统和心血管系统引起中毒症状，临床上有脑炎或脑膜炎症状，主要表现为高热不退和脑膜刺激征，成人常有谵妄，儿童可出现抽搐。个别病例可由于血管神经系统紊乱或肾上腺出血导致血压下降或休克。

(5) 胃肠型流感：少见。以恶心、呕吐、腹痛、腹泻为主要症状，一般2～3天即可恢复。

考点：流感的临床类型及症状、体征

2. **心理-社会状况** 流感患者因缺乏对流感的流行性、传染性、危害性等相关知识的正确认识，而表现出过分自信或焦虑、恐惧心理。

(三) 辅助检查

1. **外周血常规** 白细胞总数一般不高或降低，中性粒细胞显著减少，淋巴细胞增高。若合并细菌感染，白细胞总数及中性粒细胞上升。

2. **病毒分离** 起病3天内用咽部含漱液、棉拭子或痰液进行病毒分离，是确定诊断的重要依据。

3. **血清学检查** 取起病3天内和2～4周双份血清做血凝抑制试验或补体结合试验，恢复期抗体效价升高4倍以上有诊断价值。主要用于回顾性诊断和流行病学调查。

4. **免疫荧光染色或ELISA法检测抗原** 取起病3天内患者鼻黏膜上皮细胞涂片，用免疫荧光染色法或ELISA法检测抗原呈阳性，有助于早期诊断。此方法具有迅速、灵敏度高的优点。

5. **影像学检查** 部分患者可表现为支气管纹理增多的支气管感染征象，重症患者可出现肺部浸润性病变或胸腔积液，甚至融合成片。

（四）治疗要点

1. **一般对症治疗** 呼吸道隔离 1 周或至主要症状消失。卧床休息，多饮水，给予流质或半流质饮食，注意补充维生素 C、维生素 B_1 等，进食后以温开水或温盐水漱口，保持鼻咽及口腔清洁，防止继发感染。

2. **抗病毒治疗** 早期应用抗病毒药物治疗，可减少排毒量和排毒期，减少病毒传播，缩短病程。常用药物有奥司他韦、金刚烷胺等。

3. **防治并发症** 对发热、头痛者应给予解热镇痛药，但不宜使用含有阿司匹林的退热药，尤其是 16 岁以下患者，因为该药可能与 Reye 综合征的发生有关。必要时给予止咳祛痰药。高热、食欲缺乏、呕吐者应予以静脉补液。

> **临床链接**
> Reye 综合征：是由器官脂肪浸润引起的以脑水肿和肝功能障碍为特征的一组综合征。一般只发生于儿童，查体常发现肝大、无黄疸，脑脊液检查正常，其发病原因被认为与服用阿司匹林有关。

三、护理诊断与合作性问题

1. 体温过高 与病毒感染或继发细菌感染引起体温调节中枢失调有关。
2. 气体交换受损 与肺部感染引起的呼吸面积减少有关。
3. 急性疼痛：头痛、全身酸痛 与病毒感染有关。
4. 活动无耐力 与发热及毒血症有关。
5. 潜在并发症 细菌性肺炎、中毒性休克、中毒性心肌炎等。

> **情境案例 3-1 护理诊断分析**
> 因患者发热（体温 39.6℃）、怕冷，伴有严重头痛、全身酸痛无力，咽喉充血，两肺闻及干啰音。故存在下列主要护理诊断：体温过高（与病毒感染引起体温调节中枢功能失调有关）、急性疼痛：头痛、全身酸痛（与病毒感染有关）、活动无耐力（与发热和毒血症有关）、潜在并发症（细菌性肺炎、中毒性休克、中毒性心肌炎等）。

四、护理目标

体温恢复正常；症状缓解或消失；病情控制良好，无并发症发生；能说出防治流感的相关知识。

五、护理措施

（一）一般护理

1. **消毒隔离** 呼吸道隔离 1 周或至主要症状消失。居室要加强通风，保持空气清新，有条件者应实行家庭隔离，让患者单独居住，居室可用食醋或乳酸蒸熏，餐具、用具及口罩等可煮沸消毒；衣物可曝晒 2 小时；病房用 1% 含氯石灰（漂白粉）澄清液喷洒。

2. **注意休息，合理饮食** 患者因发热、代谢增强和毒血症常导致活动无耐力，加强休息、合理进食可增强耐力。鼓励患者多饮水，进食清淡易消化饮食，注意补充维生素和蛋白质。

（二）病情观察

定时监测体温，严密观察病情变化，伴有肺部炎症或心肺功能不全者应严密。

监测生命体征。注意症状、体征的变化，密切观察和监测有无继发性细菌感染等并发症。

（三）用药护理

注意观察药物疗效及不良反应，金刚烷胺对甲型流感有效，应及早用药，发病 24 小时内用药较佳，不良反应主要有头晕、失眠、共济失调等神经精神症状，老年人慎用，孕妇及癫痫患者禁用。奥司他韦对甲、乙型流感均有效，亦应及早服用，但 1 岁以下儿童不推荐使用。儿童忌服含阿司匹林成分的药物，以避免产生 Reye 综合征。

（四）心理护理

加强护患沟通，耐心解答患者提出的问题。向患者及家属讲解流感的病因、诱因、预防和治疗等相关知识，增强治疗信心，积极配合治疗与护理。

> **护考链接**
>
> 患者，男，25岁。因畏寒、高热、头痛、全身酸痛无力1天，以"流行性感冒"收住院。查体：体温40.1℃，呼吸20次/分，心率86次/分，血压118/75mmHg。作为护士应给患者采用何种隔离措施（　　）
> A. 呼吸道隔离　　B. 血液或体液隔离　　C. 消化道隔离　　D. 严密隔离　　E. 虫媒隔离
>
> 点评：流感以空气飞沫传播为主，应采取呼吸道隔离。

六、健康指导

1. **疾病知识指导** 向患者及家属解释流感的发病与流行特征，宣传流感的护理知识和自我保健知识，实施隔离和消毒的必要性。遵医嘱正确用药，不能随意增减、更换或停止使用药物。

2. **疾病预防指导** 平时注意锻炼身体，劳逸结合，增强抵抗力。养成良好的卫生习惯，勤洗手，不随地吐痰，避免在人前咳嗽、打喷嚏。流感流行期间，应尽可能减少公众集会和集体娱乐活动，少去甚至不去拥挤不卫生的公共场所和正在患类流感疾病者的家中。出门戴口罩（图3-2）。保持房间和公共场所清洁，室内每天用食醋或乳酸熏蒸进行空气消毒或开窗通风换气。每年秋季对老年人、儿童、慢性病患者、应用免疫受抑制的人和易出现并发症的人等易感人群接种流感疫苗是预防流感的基本措施。金刚烷胺对甲型流感，奥司他韦对甲、乙型流感有一定的预防作用。

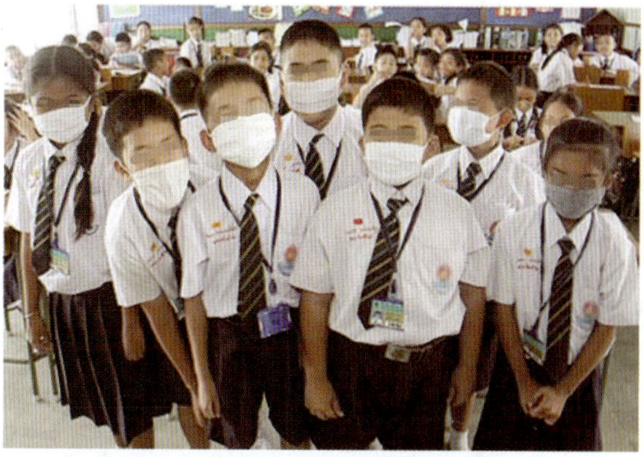

图3-2 流行性感冒的预防措施

七、护理评价

体温是否恢复正常；症状是否缓解或消失；有无并发症发生；患者及家属是否了解流感的相关知识。

◆**住院主要护理工作过程**

按医嘱做好呼吸道隔离→护送患者做辅助检查→评估患者神志、生命体征、全身毒血症状→正确执行医嘱→加强病情观察，保持病室清洁、通风，做好饮食护理→心理护理、健康教育→填写护理记录单。

> **情境案例3-1 护患对话**
>
> 患者："护士，我头疼得很厉害，上次感冒发热39.5℃头痛没这么严重，为什么？"
> 护士："不用紧张，您上次得的是普通感冒，流感头痛比普通感冒严重些，医生给您开了解热镇痛药，我马上给您，吃完药后会舒服些。"
> 患者："流感和普通感冒有什么区别？"
> 护士："流感有传染性，全身症状重，而呼吸道症状轻，主要是高热、头痛、全身酸痛无力，鼻塞、流涕、咳嗽等症状轻，病情严重者还会引起肺炎、心力衰竭。普通感冒无传染性，呼吸道症状重，而全身症状轻，以鼻塞、流涕、咳嗽、咳痰、喉咙痛为主要症状，严重时才会发热，一般几天就痊愈了（表3-1）。"
> ……
> 患者："护士，我现在体温37.6℃，食欲不太好，饮食方面要注意些什么？"

护士："目前您的病情比较稳定,已经有了好转,要多喝水,多吃营养丰富、容易消化的清淡饮食,喝些富含维生素C的果汁。口味上有什么要求,告诉我,我会通知营养食堂结合您的口味给您搭配营养食品供您食用。"

患者："好的,谢谢您!"

……

患者："平时我们注意些什么才不容易得流感?"

护士："平时注意锻炼身体,劳逸结合,增强抵抗力。养成良好的卫生习惯,勤洗手,不随地吐痰,避免在人前咳嗽、打喷嚏;流感流行期间,应尽可能减少公众集会和集体娱乐活动,少去甚至不去拥挤不卫生的公共场所和正在患类流感疾病者的家中。出门戴口罩。保持房间和公共场所清洁,室内每天用食醋或乳酸熏蒸进行空气消毒或开窗通风换气。可接种流感疫苗或在医生的指导下服用抗流感病毒药物。"

患者："好的,谢谢您的关照。"

护士："不客气,祝您和家人身体健康。"

……

表3-1 流行性感冒与普通感冒的区别

	流行性感冒	普通感冒
病原体	流感病毒	呼吸道合胞病毒、鼻病毒、腺病毒、冠状病毒和副流感病毒
传染性	丙类传染病	非传染病
发热程度	突发高热,可以伴有寒战	不发热或轻、中度热,无寒战
全身症状	重,头痛、身痛、乏力	少或没有
呼吸道症状	可有或无轻度呼吸道症状	鼻塞、流涕、咽痛、咳嗽等呼吸道症状为主
并发症	可并发中耳炎、鼻窦炎、扁桃体炎、肺炎、脑膜炎或脑炎	极少见
病程	5~10天	1~3天
病死率	较高,多因流感引起原发病(肺病、心脑血管病)加剧	较低

小结

流感是由流感病毒引起的急性呼吸道传染病,其特点是潜伏期短、传染性强、传播速度快。主要通过空气飞沫传播。以突发高热、头痛、全身肌肉酸痛、显著乏力和轻度呼吸道症状为主要表现。婴幼儿、老年人和慢性病患者或免疫功能低下者可引起严重的并发症如肺炎、中毒性心肌炎、中毒性休克等,严重者因呼吸、循环衰竭而死亡。护理工作重点是配合医生做好抗病毒治疗和对症治疗,加强隔离消毒措施,防止病毒传播和并发症发生,做好健康教育、保护易感人群。

自 测 题

A₁型题

1. 最易发生变异的流感病毒是( )
   A. 甲型流感病毒   B. 乙型流感病毒
   C. 丙型流感病毒   D. 甲1型流感病毒
   E. 新甲1型流感病毒

2. 流感的主要传播途径是( )
   A. 呼吸道传播   B. 消化道传播
   C. 血液传播   D. 注射途径
   E. 虫媒传播

3. 流感流行最重要的传染源是( )
   A. 典型患者   B. 隐性感染者
   C. 轻型患者   D. 健康带病毒者
   E. 患病的家禽

4. 流感患者何时传染性最强( )
   A. 前驱期   B. 潜伏期
   C. 恢复期   D. 发病3天内
   E. 发病7天内

5. 目前流感防治的重要措施是( )
   A. 接种疫苗   B. 口服抗病毒药
   C. 隔离传染源   D. 加强疫情监测及时接种

疫苗

E. 做好随时消毒和预防消毒

A₃/A₄型题

(6、7题共用题干)

患者,女,28岁。因畏寒、高热、头痛、全身酸痛无力1天,伴有轻微鼻塞、流涕和恶心,医生诊断为"流行性感冒"收住院。查体:体温39.8℃,呼吸20次/分,心率84次/分,血压110/70mmHg。双肺可闻及干啰音。

6. 该患者目前存在的主要护理问题是(　　)
   A. 头痛　　　　　B. 体温过高
   C. 活动无耐力　　D. 知识缺乏
   E. 焦虑

7. 医嘱为呼吸道隔离,护士告知患者隔离期限为(　　)
   A. 3天　　　　　B. 5天
   C. 7天　　　　　D. 9天
   E. 14天

(蒋建刚)

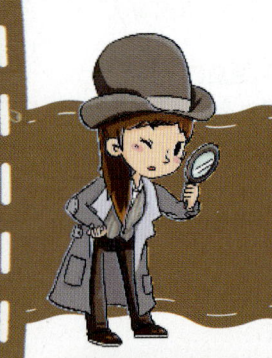

第四章 肝炎患者的护理

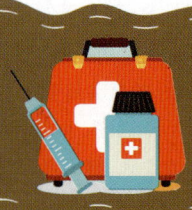

情境案例 4-1

女,21 岁,未婚。近 1 周来感觉全身无力,不想吃东西,嗅到油性食品就恶心想吐。3 天来恶心、呕吐加重,伴腹胀,精神差,家人发现其眼睛变黄,遂来就诊。体格检查:双眼巩膜黄染,肝脏于右肋缘下 2cm,剑突下 3cm,质地软,压痛。实验室检查:ALT 295U/L,HBsAg(+),HBeAg(+)。门诊开单住入传染科病房,患者不肯入住,反复说没什么病,会好的,患者家人则忧心忡忡,愁容满面,如临大敌。

肝炎是由病毒、寄生虫、药物及自身免疫等因素导致的肝细胞炎症。分为病毒性肝炎、乙醇性肝炎、药物性肝炎、中毒性肝炎、自身免疫性肝炎、非乙醇性脂肪性肝炎等。由于病毒性肝炎在人群中的发病率最高,且具有传染性,故下面仅讨论病毒性肝炎。

病毒性肝炎是由多种肝炎病毒引起的,以肝损害为主的一组全身性传染病。目前按病原学明确分类的有甲型、乙型、丙型、丁型、戊型五种肝炎病毒。各型病毒性肝炎临床表现相似,以疲乏、食欲缺乏、厌油、肝大、肝功能异常为主,部分病例出现黄疸。

一、概　　述

甲型肝炎病毒(HAV)属于微小 RNA 病毒科的嗜肝 RNA 病毒属,感染后在肝细胞内复制,随胆汁经肠道排出,对外界抵抗力较强,耐酸碱、耐低温,对热、紫外线、氯、甲醛等敏感,煮沸 5 分钟、紫外线照射 1 小时可灭活。

乙型肝炎病毒(HBV)属于嗜肝 DNA 病毒科,在肝细胞内合成后释放入血。完整的 HBV 病毒(又名 Dane 颗粒)分包膜和核心两部分,包膜含乙肝表面抗原(HBsAg);核心部分含有环状双股 DNA、DNA 聚合酶(DNAP)、核心抗原(HBcAg),是病毒复制的主体。HBV 抵抗力很强,对热、低温、干燥、紫外线及一般浓度的消毒剂均能耐受,但 100℃煮沸 10 分钟、高压蒸汽消毒、2% 戊二醛、0.5% 过氧乙酸等可使之灭活。HBV 抗原抗体系统有:①HBsAg 与抗 HBs;②PreS1(前 S1 蛋白)与抗 PreS1;③PreS2(前 S2 蛋白)与抗 PreS2;④HBcAg 与抗 HBc;⑤HBeAg 与抗 HBe。HBV 的分子生物学标记为 HBV DNA 和 HBV DNAP。HBV 不仅存在于血液中,还可存在于唾液、汗液、精液、阴道分泌物、乳汁等各种体液中。

考点:HBV 抗原抗体系统

丙型肝炎病毒(HCV)属于黄病毒科丙型肝炎病毒属,为线状单股正链 RNA 病毒,易发生变异,不易被机体清除,但对有机溶剂敏感,10% 氯仿、煮沸 5 分钟、紫外线、甲醛(1:1000)6 小时、高压蒸汽消毒等可使之灭活。

丁型肝炎病毒(HDV)为一种缺陷的 RNA 病毒,位于细胞核内,以 HBsAg 作为病毒外壳,在血液中由 HBsAg 包被,与 HBV 共存时才能复制、表达。

戊型肝炎病毒(HEV)为单股正链 RNA 病毒,感染后在肝细胞内复制,经胆管随粪便排出,发病早期可在感染者的粪便和血液中存在,HEV 碱性环境下较稳定,对高热、氯仿、氯化铯敏感。

其他尚有庚型肝炎病毒(HGV/GBV-C)和输血传播病毒(TTV)等,多不引起肝损害。

各型病毒性肝炎的发病机制尚未完全明了,目前认为 HAV 与 HEV 可能通过免疫介导(主要是细胞免疫)引起肝细胞损伤;HBV并不直接引起肝细胞损伤,肝细胞损伤主要由病毒诱发的免疫反应引起,免疫反应既可清除病毒,也可导致肝细胞损伤,甚至诱导病毒变异。乙型肝炎慢性化可能与免疫耐受、年龄、遗传有关,初次感染HBV的年龄越小,慢性携带率越高;HCV引起肝细胞损伤的机制与HCV直接致病作用及免疫损伤有关,而HCV易慢性化的特点可能与病毒的易变性、对肝外细胞的泛嗜性、在血液中滴度低有关;复制状态下的HDV与肝损害关系密切,免疫应答可能是导致肝损害的主要原因。

二、护理评估

（一）流行病学资料

1. 传染源　①甲型肝炎和戊型肝炎的传染源主要是急性期患者和隐性感染者。自发病前2周至病后2~4周的粪便均含有病原体,而以发病前5天至发病后1周传染性最强。②乙型、丙型、丁型肝炎的传染源主要是急、慢性患者和病毒携带者。病毒存在于患者的血液及各种体液中,急性患者自发病前2~3个月即开始具有传染性,并持续于整个急性期。慢性患者和病毒携带者作为传染源的意义最大。

考点： 各型病毒性肝炎的传染源

2. 传播途径

（1）甲型肝炎和戊型肝炎主要经粪-口途径传播。粪便中排出的病毒通过污染的手、水、玩具、苍蝇和食物等经口感染(预防措施见图4-1)。水源和食物污染可致暴发流行。

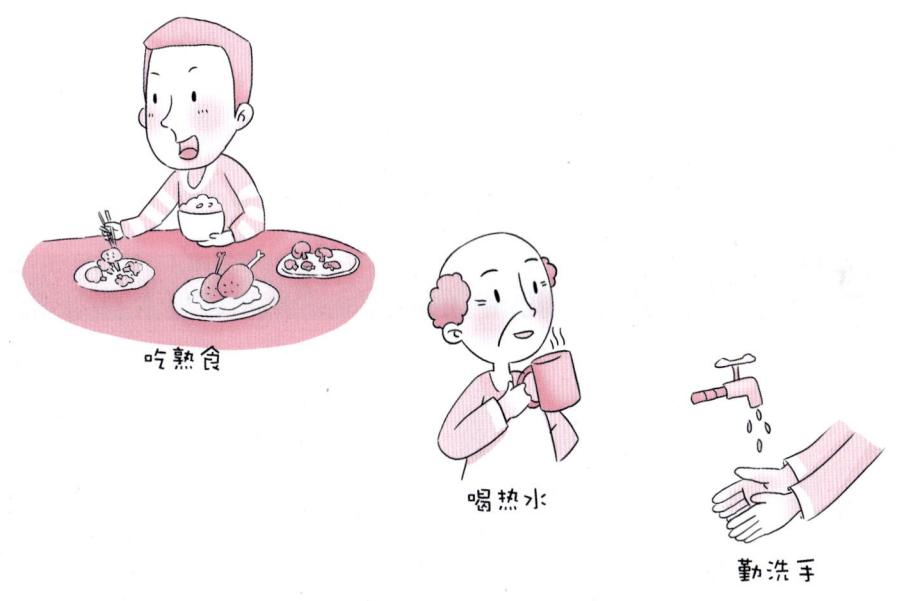

图4-1　肠道传染病预防"九字经"

（2）乙型、丙型、丁型肝炎的传播途径主要有：①血液、体液传播,如输血及血制品、注射、手术、针刺、共用剃刀和牙刷、血液透析、器官移植等,现已证实唾液、汗液、精液、阴道分泌物、乳汁等体液中可含有HBV。②母婴垂直传播,是乙型肝炎的一种重要传播方式,主要经胎盘、产道分娩、哺乳等方式传播。

考点： 各型病毒性肝炎的传播途径

3. 人群易感性　人类对各型肝炎普遍易感,各型之间无交叉免疫。①甲型肝炎：流行与居住条件、卫生习惯及教育程度有密切关系,以隐性感染为主,感染后机体可产生较稳固的终身免疫力。②乙型肝炎：婴幼儿是获得HBV感染的最危险时期,高危人群包括HBsAg阳性母亲的新生儿、HBsAg阳性者的家属、反复输血及血制品者、血液透析患者、多个性伴侣者、静脉药瘾者、接触血液的医务工作者、职业献血员等,感染后或疫苗接种出现抗HBs者有免疫力。③丙型肝炎：人类对HCV普遍易感,感染后对不同病毒株无保护性免疫。④丁型肝炎：人类对HDV普遍易感。⑤戊型肝炎：普遍易感,以孕妇易感性较高,感染后免疫力不持久。

考点:乙型肝炎病毒感染的高危人群

4. 流行特征　病毒性肝炎的分布遍及全世界,但在不同地区各型肝炎的感染率有较大差别。我国属于甲型及乙型肝炎的高发地区,但各地区人群感染率差别较大。甲型肝炎全年均可发病,而以秋冬季为发病高峰,戊型肝炎多发生在雨季,其他各型无明显季节性。

（二）身心状况

潜伏期:甲型肝炎的潜伏期在5~45天,一般是30天左右;乙型肝炎的潜伏期在30~180天,平均90天;丙型肝炎的潜伏期是15~150天,平均40天;丁型肝炎的潜伏期在28~140天,平均30天;戊型肝炎的潜伏期是15~60天,平均40天。

1. 症状　甲型和戊型肝炎主要表现为急性肝炎。乙型、丙型和丁型肝炎除表现为急性肝炎外,慢性肝炎更常见。

（1）急性肝炎:分为急性黄疸型肝炎和急性无黄疸型肝炎。①急性黄疸型肝炎:临床经过阶段性较明显,可分为3期。黄疸前期:甲、戊型肝炎起病较急,乙、丙、丁型起病较缓慢,主要症状有全身乏力、食欲缺乏、恶心、呕吐、厌油、腹胀、肝区疼痛、尿色加深等,持续5~7天。黄疸期:黄疸前期的症状逐渐好转,但尿液呈浓茶色,巩膜、皮肤黄染,1~3周黄疸达到高峰,部分患者有粪便颜色变浅、皮肤瘙痒、心动过缓等阻塞性黄疸的表现,持续2~6周。恢复期:症状逐渐消失,黄疸消退,肝、脾回缩,肝功能逐渐恢复正常,持续1~2个月。总病程2~4个月。②急性无黄疸型肝炎:除无黄疸外,其他临床表现与黄疸型相似。发病率高于黄疸型,起病较缓慢,症状相对较轻,恢复较快,病程多在3个月内,易被忽视而成为重要传染源(图4-2)。

护考链接

急性黄疸型肝炎黄疸前期最突出的表现是(　　)　A. 呼吸道症状　B. 消化道症状　C. 泌尿道症状　D. 神经系统症状　E. 血液系统症状

点评:急性黄疸型肝炎黄疸前期症状虽然多,但最突出的表现是消化道症状。

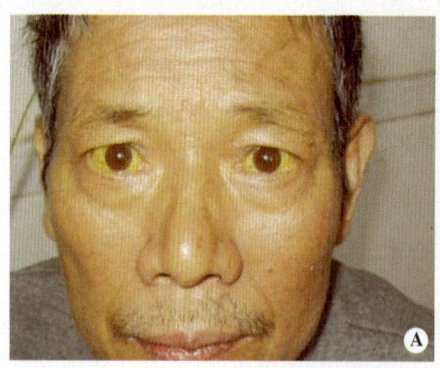

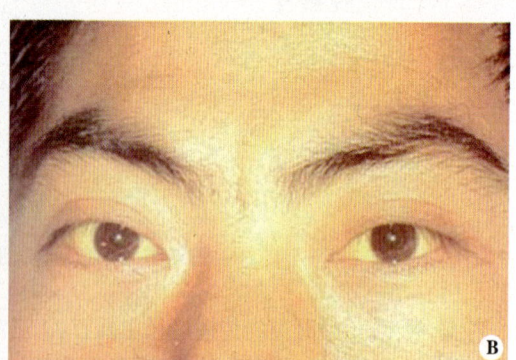

图4-2　黄疸患者的表现

（2）慢性肝炎:急性肝炎病程超过半年,或原有的乙型、丙型、丁型肝炎或有HBsAg携带史因同一病原再次出现肝炎症状、体征及肝功能异常者。部分患者发病日期不确定或无急性肝炎病史,但反复出现疲乏、厌食、恶心、肝区不适等症状。慢性乙型肝炎根据HBeAg状态分为两种。①HBeAg阳性慢性乙型肝炎:血清HBsAg、HBV DNA和HBeAg阳性,抗HBe抗体阴性,ALT持续或反复异常,或肝组织学检查有炎症病变。②HBeAg阴性慢性乙型肝炎:血清HBsAg、HBV DNA阳性,HBeAg阴性,抗HBe抗体阳性或阴性,ALT持续或反复异常,或肝组织学检查有炎症病变。

(3) 重型肝炎：各型肝炎均可引起，预后差，病死率高。常见诱因有劳累、感染、饮酒、服用肝损害药物、妊娠等。①急性重型肝炎：起病急，病初类似急性黄疸型肝炎，病情进展迅速，10天内迅速出现肝衰竭，表现为黄疸迅速加深、肝脏进行性缩小、出血倾向、腹水、肝臭、肝性脑病、肝肾综合征等。病程一般不超过3周。②亚急性重型肝炎：发病10天后出现急性重型肝炎的表现，腹水较为明显，病程多在3周至数月，易转化为肝硬化。出现肝肾综合征时预后差。③慢性重型肝炎：在慢性肝炎或肝硬化的基础上出现急性重型肝炎的表现。预后差，病死率高。

考点：重型肝炎的常见诱因

(4) 淤胆型肝炎：分急性淤胆型肝炎和慢性淤胆型肝炎两类。主要表现：黄疸深，消化道症状轻，伴有皮肤瘙痒，大便颜色变浅，肝大明显。肝功能检查：血清胆红素明显升高，以直接胆红素为主。

(5) 肝炎后肝硬化：在肝炎基础上发展为肝硬化，表现为肝功能异常和门静脉高压症。

2. 体征

(1) 急性肝炎：皮肤巩膜可有黄染，肝大，有压痛和叩击痛。

(2) 慢性肝炎：肝大，可有不同程度的黄疸，伴蜘蛛痣、肝掌，脾呈进行性肿大。

(3) 重型肝炎：黄疸进行性加深，肝脏缩小，有肝臭、腹水及皮肤瘀点、瘀斑等。

3. 心理-社会状况　患者因住院治疗担心影响工作、学业和生活；因疾病反复、久治不愈而产生悲观、消极、怨恨愤怒等情绪；因隔离治疗和疾病的传染性限制了社交而情绪低落、悲观，病情严重者可出现恐惧和绝望心理。

(三) 辅助检查

1. 血液检查　白细胞总数正常或稍低，淋巴细胞相对增多。重症肝炎时白细胞总数及中性粒细胞均可增高。血小板在部分慢性肝炎患者中可减少。

2. 肝功能试验　种类甚多，应根据具体情况选择进行。

(1) 血和尿液胆红素监测：黄疸型肝炎时血清结合胆红素与非结合胆红素升高，尿胆红素、尿胆原及尿胆素均阳性。淤胆型肝炎以血清结合胆红素升高为主，尿胆红素阳性、尿胆原阴性。

(2) 血清酶测定：常用者有谷丙转氨酶（ALT）及谷草转氨酶（AST）。ALT 在肝细胞损伤时释放入血，是目前临床上反映肝细胞功能的常用指标，急性肝炎时 ALT 明显升高，慢性肝炎时 ALT 轻度至中度升高或反复异常，重型肝炎时因大量肝细胞坏死，ALT 随黄疸加深反而迅速下降，称为胆-酶分离。部分患者碱性磷酸酶（ALP）、谷氨酰转肽酶（γ-GT）、乳酸脱氢酶（LDH）也升高。

(3) 血浆胆固醇测定：肝细胞损害时，血浆总胆固醇减少；阻塞性黄疸时，胆固醇增加。胆固醇、胆固醇酯、胆碱酯酶明显下降，提示预后不良。

(4) 血清蛋白：慢性肝炎时可出现清蛋白下降，球蛋白升高，清蛋白/球蛋白值下降或倒置。

(5) 凝血酶原活动度（PTA）检查：PTA 高低与肝损害程度成反比，<40% 是诊断重型肝炎的重要依据，也是判断预后的最敏感的实验室指标。

3. 血清免疫学检查

(1) 甲型肝炎：血清抗 HAV IgM 阳性提示近期有 HAV 感染，是早期诊断甲型肝炎最简便而可靠的指标；血清抗 HAV IgG 属于保护性抗体，是过去感染和具有免疫力的标志。

(2) 乙型肝炎：①HBsAg 与抗 HBs：HBsAg 阳性反映现症 HBV 感染；抗 HBs 为保护性抗体，阳性表示对 HBV 有免疫力，见于乙型肝炎的恢复期、乙肝疫苗接种后或既往感染者。②HBeAg 与抗 HBe：HBeAg 阳性提示 HBV 复制活跃，乙型肝炎处于活动期，传染性强，持续阳性易转为慢性，转阴提示病毒复制停止；抗 HBe 阳性提示 HBV 大部分被消除，复制减少，传染性降低，如在急性期出现，易发展为慢性肝炎，在慢性活动性肝炎出现阳性则易进展为肝硬化。③HBcAg 与抗 HBc：HBcAg 阳性提示病毒处于复制状态，有传染性；抗 HBc 阳性与滴度高低有关，高滴度抗 HBc IgM 可早期诊断或提示慢性乙型肝炎急性发作，高滴度抗 HBc IgG 表示现症感染，低滴度抗 HBc IgG 表示过去感染。④HBV DNA 和

DNAP 是病毒复制和传染性的直接标志。

（3）丙型肝炎：HCV RNA 阳性提示有 HCV 病毒感染；抗 HCV IgM 阳性提示丙型肝炎急性期，高效价的抗 HCV IgG 阳性提示 HCV 现症感染，低效价则提示恢复期。

（4）丁型肝炎：血清或肝组织中 HDV Ag 和 HDV RNA 阳性有确诊意义；抗 HDV IgM 是现症感染的标志，高滴度的抗 HDV IgG 提示丁型肝炎慢性化，低滴度则提示感染静止或终止。

（5）戊型肝炎：抗 HEV IgM 和抗 HEV IgG 阳性均可作为近期 HEV 感染的标志。

考点：各型肝炎标志物阳性的临床意义

护考链接

男，36 岁，既往体健，体检时肝功能正常，抗 HBs 阳性，HBV 其他血清病毒标志物均阴性。自己很担心患上乙型肝炎，护士应告知患者其此时的状况是（　　）　A. 乙型肝炎但病情稳定　B. 乙型肝炎且有传染性　C. 乙型肝炎病毒携带状态　D. 对乙型肝炎病毒具有免疫力　E. 处于乙型肝炎恢复期

点评：抗 HBs 是保护性抗体，单纯抗 HBs 阳性，而其他血清病毒标志物均阴性，说明患者此时的状态是对乙型肝炎病毒具有免疫力。

（四）治疗要点

病毒性肝炎目前尚无特效治疗方法，原则上以充足的休息、营养为主，辅以适当的药物治疗，避免饮酒、过度劳动和使用损害肝脏的药物，采取综合治疗措施。不同类型肝炎的治疗侧重点不同。急性肝炎以一般治疗和对症、支持治疗为主，强调早期卧床休息，急性期应隔离，辅以适当的护肝药物，除急性丙型肝炎外，一般不主张抗病毒治疗；慢性肝炎除了适当休息和营养外，还需要保肝、免疫调节、抗病毒、对症及防止肝纤维化和癌变等综合治疗；重型肝炎以支持、对症治疗为基础，促进肝细胞再生，预防和治疗并发症，有条件者可采用人工肝支持系统，争取肝移植。

情境案例 4-1 临床诊断分析

该患者为急性乙型病毒性肝炎。原因：①患者有典型的乙型病毒性肝炎症状和体征——乏力、食欲缺乏、厌油、恶心、呕吐、腹胀和黄疸，且肝大有压痛；②检查：ALT 225U/L，HBsAg（+），HBeAg（+）。ALT 升高，提示肝功能受损；HBsAg（+）是乙型病毒性肝炎感染的标志物；HBeAg（+），提示病毒复制活跃，传染性强。

三、护理诊断与合作性问题

1. 活动无耐力　与肝功能受损、能量代谢障碍有关。
2. 营养失调：低于机体需要量　与食欲缺乏、呕吐、腹泻、消化和吸收功能障碍有关。
3. 焦虑　与隔离治疗、病情反复、久治不愈、担心预后有关。
4. 潜在并发症　肝硬化、肝性脑病、出血、感染、肝肾综合征。

四、护理目标

患者乏力及消化道症状得到缓解或消失；ATL 恢复正常；患者病情在急性期得到有效控制。

五、护理措施

（一）一般护理

1. 隔离　甲型、戊型肝炎自发病之日起实行消化道隔离 3 周，急性乙型肝炎实行血液（体液）隔离至 HBsAg 转阴，慢性乙型肝炎和慢性丙型肝炎按病毒携带者管理。

2. 休息与活动　各种类型的肝炎患者在急性期或活动期均应卧床休息，以减轻肝脏负担，缓解肝淤血，利于肝细胞的修复。待症状好转、黄疸减轻、肝功能改善后，逐步增加活动量，活动以不感疲劳为度。同时应保持病室整洁，温湿度适宜，创造良好的休息环境。

3. 饮食护理　合理的饮食可以改善患者的营养状况，促进肝细胞再生和修复，有利于肝功能恢

复。①急性肝炎:急性期进食清淡、易消化、富含维生素的流质饮食,多食新鲜蔬菜和水果,保证足够热量,待食欲好转后逐步恢复普通饮食。适当限制脂肪的摄入,腹胀时应减少牛奶、豆制品等产气食品的摄入。可遵医嘱静脉补充葡萄糖、脂肪乳和维生素,少食多餐,避免饱饮暴食。②慢性肝炎:应选易消化、富含维生素、矿物质的新鲜瓜果、蔬菜、适量瘦肉、鱼及兔肉等。可摄入适当的高蛋白、高热量饮食,但避免长期摄入高糖、高热量饮食和饮酒。③重型肝炎:宜进食低盐、低脂、高热量、高维生素、易消化的饮食,有肝性脑病倾向者应限制或禁止蛋白质摄入。

考点: 病毒性肝炎饮食护理特点

(二) 病情观察

观察患者症状、体征和神志的变化,有无并发症的早期表现和危险因素;留意患者的心理和情绪反应,一旦发现病情变化,及时报告医生,积极配合处理。

(三) 用药护理

遵医嘱用药,注意观察药物疗效和不良反应,嘱患者一定要按医嘱用药,不可自行停药或加量。干扰素的不良反应较多,使用前应向患者及家属解释使用干扰素治疗的目的和不良反应。常见的不良反应如下。①发热反应(类流感综合征):一般在最初3~5次注射时发生,以第一次注射后的2~3小时最明显,可伴有头痛、肌肉骨骼酸痛、疲乏无力等,反应随治疗次数增加而不断减轻。发热时嘱患者多饮水,卧床休息,必要时对症处理。②骨髓抑制:可表现为白细胞及血小板计数减少,一般经停药后可自行恢复。若白细胞$>3×10^9$/L应坚持治疗,可遵医嘱用升白细胞药物;若白细胞$<3×10^9$/L或中性粒细胞$<1.5×10^9$/L或血小板$<40×10^9$/L应停药。③失眠、轻度皮疹、脱发:停药后可恢复。④其他:胃肠道症状、肝功能损害、神经精神症状等,对症处理,严重时停药。

考点: 干扰素的主要不良反应

(四) 心理护理

护士应向患者及家属解释疾病的特点、隔离的意义和预后,消除因久病不愈而产生的紧张、焦虑、悲观情绪,多讲解肝炎的一般知识,使患者对自己的疾病有较全面的认识,消除思想顾虑,增强治疗的信心,积极配合治疗与护理。

六、健康指导

1. 疾病知识指导 向患者及家属进行健康教育,使其对病毒性肝炎有一定的了解,强调家庭护理和自我保健。①生活指导:生活规律、劳逸结合,恢复期患者可做轻微体力活动如散步、打太极拳等,肝功能恢复正常1~3个月后可恢复日常活动及工作,但应避免过度劳动和重体力活动。②饮食指导:加强营养,适当增加蛋白质摄入,但要避免长期高热量、高脂肪饮食,戒烟酒。③用药指导:严格遵医嘱用药,不滥用保肝药物和其他损害肝脏的药物,不能自行增减或停药。④隔离指导:实施适当的家庭隔离,患者的食具、用具、洗漱用品、美容美发用品(如剃须刀)等应专用,患者的排泄物、分泌物可用3%漂白粉消毒后弃去,防止污染环境。⑤病情监测:急性肝炎患者出院后第1个月复查1次,以后每1~2个月复查1次,半年后每3个月复查1次,定期复查1~2年。慢性肝炎患者定期复查肝功能、病毒血清学指标、肝脏B超和与肝纤维化有关的指标,以指导调整治疗方案。⑥工作指导:出院后定期复查HBsAg、HBeAg、HBV DNA、HCV RNA中任何一项,以上阳性者应禁止献血和从事托幼保育、餐饮业工作。

考点: 病毒性肝炎的疾病知识指导要点

2. 疾病预防指导 甲型和戊型肝炎主要是消化道传播,应重点加强粪便管理,保护水源,严格饮用水的消毒,做好食品卫生和食具消毒,注重个人卫生,防止病从口入。乙型、丙型、丁型肝炎的预防重点是防止血液和体液传播,凡接受输血、应用血制品、大手术及与HBsAg阳性的人有体液密切接触者,均应定期检测肝功能及肝炎病毒标志物。重复使用的医疗器械消毒要严格,接触患者后用肥皂和流动水洗手。对受到血液及体液污染的物品应严格消毒处理。

临床链接

意外针刺伤后的防护措施：护理乙肝患者过程中发生意外针刺伤时，应立即挤出少量血液，以流动水冲洗，再用碘酊、乙醇消毒后包扎伤口，尽早注射乙肝免疫球蛋白（HBIG），并抽血查 HBsAg 与抗 HBs，如两者均阴性,2 周后再接种乙肝疫苗，并随访观察半年。

3. 易感人群指导　甲型肝炎易感者可接种甲型肝炎疫苗，接触者可在 10 天内（时间越早越好）注射人丙种球蛋白以防止发病。HBsAg 阳性的配偶、医护人员、血液透析者等 HBsAg 和抗 HBs 均阴性的易感人群及未受 HBV 感染的对象可接种乙型肝炎疫苗。现普遍采用 0、1 个月、6 个月接种程序。HBV 感染母亲的新生儿出生后立即注射乙肝免疫球蛋白（HBIG）,3 天后接种乙肝疫苗，出生后 1 个月、6 个月时分别重复注射 1 次，保护率达 95% 以上。接种乙型肝炎疫苗已成为我国预防和控制乙型肝炎流行的最关键措施（图 4-3）。

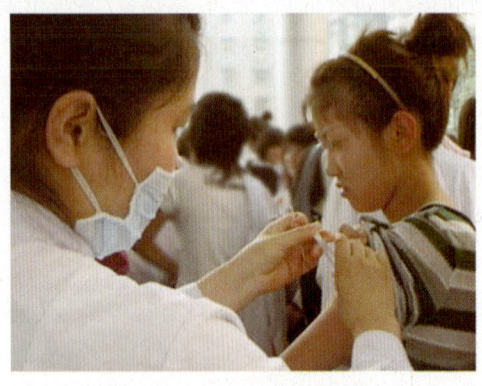

图 4-3　接种乙型肝炎疫苗

考点：乙型肝炎疫苗的接种对象及程序

七、护理评价

患者的乏力及消化道症状是否缓解或消失；患者的黄疸是否消退；患者急性期的病情是否得到有效控制。

◆**住院主要护理工作过程**

做好血液与体液隔离→评估患者生命体征、消化道症状、黄疸、肝大等情况→正确执行医嘱，缓解患者心理压力、消除紧张情绪→做好恶心、呕吐、腹胀等症状护理→加强病情观察，特别是神志、黄疸程度与肝大程度的观察→健康教育→填写护理记录单。

情境案例 4-1 护患对话

患者："护士，我的病会传染给我的家人吗？今后还能与家人一起生活吗？"

护士："您的病情需要暂时实施适当的家庭隔离。乙肝病毒主要是通过血液、体液或血制品传播，一般的生活接触不会传播。您现在可以和家人接触，出院后可以与家人一起生活，不影响工作、生活与人际交往，但康复前您的食具、用具、洗漱用品、美容美发用品（如剃须刀）等应专用，不能与家人合用，以免传染给他们。"

患者："护士，我的病能治好吗？"

护士："像您这种情况的病例在我们医院治好了的非常多，我们科的医生在急性乙型肝炎治疗方面积累了较丰富的经验，您不必过于担心。急性乙型病毒性肝炎需要注重休息，休息有利于肝功能恢复，也不能急躁，要保持乐观的心态，加强营养，积极配合医生遵医嘱用药。"

患者："护士，保肝药物是不是吃得越多越好？"

护士："不是。保肝药物吃多了也会损害肝脏，坚决不能乱吃，要严格遵医嘱用药，不能自行增减或停药。"

患者："护士，我没有食欲，不吃东西行吗？"

护士："不行。加强营养，保证热量，对肝功能恢复有很大帮助。我们已将您的营养要求通知膳食科了，膳食科会搭配出科学合理的营养食品供您食用，您要尽可能按要求食用，以促进您的病情康复。"

患者家属："护士，我们日常生活中要注意些什么才能避免感染肝炎病毒？"

护士："甲型和戊型肝炎主要是经消化道传播，应注重个人卫生和饮食卫生，接触患者后用肥皂和流动水洗手。乙型、丙型、丁型肝炎的预防重点是防止血液和体液传播，受到血液及体液污染的物品应严格消毒处理，如焚烧、煮沸、消毒液浸泡等。"

……

患者："护士，我出院后还能继续去上班吗？"

护士："能。出院后生活要规律，注意劳逸结合。现在您的肝功能已恢复正常，继续休息 1~3 个月后可恢复日常活动及工作，但不能过度劳累，也不能做重体力活动。"

患者家属："出院后饮食上有什么注意事项吗？"
护士："继续加强营养，多食新鲜蔬菜和水果，高热量、高脂肪的食品不宜长期食用，戒除烟酒。"
患者："医生开的药吃完了就不用再吃了吗？"
护士："一定要按医生的要求吃药。药吃完后要来医院复查，根据复查结果再确定是否需要继续用药。如果有什么不适，记得要及时回医院就诊。"
患者："好的，谢谢您。"
……

小结

病毒性肝炎是由多种肝炎病毒引起的，以肝损害为主的一组全身性传染病，有甲型、乙型、丙型、丁型、戊型、庚型等。各型病毒性肝炎临床表现相似，以疲乏、食欲缺乏、厌油、肝功能异常为主，部分病例出现黄疸。甲型和戊型主要表现为急性感染，经粪-口途径传播，乙型、丙型、丁型多呈慢性感染，主要经血液、体液途径传播。以综合治疗为主，护理工作的重点是做好隔离和病情观察。

自测题

A₁型题

1. 我国慢性肝炎主要为（　　）
   A. 甲型肝炎　　　B. 乙型肝炎
   C. 丙型肝炎　　　D. 丁型肝炎
   E. 戊型肝炎

2. 下列哪种肝炎病毒属于缺陷病毒（　　）
   A. 甲型肝炎病毒　　B. 乙型肝炎病毒
   C. 丙型肝炎病毒　　D. 丁型肝炎病毒
   E. 戊型肝炎病毒

A₂型题

3. 女，25岁，因"乏力、纳差、厌油3天"入院。查体：双眼巩膜黄染，肝脏于右肋下3cm，剑突下4cm，压痛。入院后2天全身皮肤黏膜黄染明显，肝脏于右肋下1cm，剑突下2cm，怀疑重症肝炎。下列哪项不是急性重型肝炎的特点（　　）
   A. 起病急，病初类似急性黄疸型肝炎
   B. 病情进展迅速，10天内迅速出现肝衰竭
   C. 黄疸迅速加深，肝脏进行性缩小
   D. 出血倾向、肝臭、肝性脑病
   E. 蜘蛛痣、肝掌

4. 男，38岁，因"乏力、厌油、黄疸2周"入院。查体：肝大伴压痛，血HBsAg(+)，HBeAg(+)，抗HBcAg(+)，诊断为"乙型病毒性肝炎"。患者询问哪些途径可传播乙型肝炎病毒（　　）
   A. 分娩和哺乳
   B. 共用牙刷、剃须刀
   C. 输血、血浆及血液制品
   D. 性接触
   E. 以上均可

5. 男，28岁，因"乏力、厌油、腹胀"到医院就诊，体格检查发现肝大伴压痛。实验室检查：ALT 320 U/L，HBsAg(+)，HBeAg(+)。关于HBeAg(+)，下列描述正确的是（　　）
   A. 提示HBV大部分被消除，复制减少，传染性降低
   B. 提示慢性乙型肝炎急性发作
   C. 表示过去感染，易进展为肝硬化
   D. 提示HBV复制活跃，乙型肝炎处于活动期，传染性强
   E. 为保护性抗原，表示对HBV有免疫力

6. 女，28岁，已婚。因"乏力、食欲缺乏、厌油10天"入院。查血HBsAg(+)，HBeAg(+)，诊断为"乙型病毒性肝炎"。患者询问接种乙肝疫苗的有关知识，护士回答中下列哪项不正确（　　）
   A. 乙肝患者接种乙肝疫苗后有利于肝功能的恢复
   B. 接种乙型肝炎疫苗已成为我国预防和控制乙型肝炎流行的最关键措施
   C. 凡是正常人群未受HBV感染时均可接种
   D. HBsAg和抗HBs均阴性的对象可接种
   E. HBsAg阳性者的配偶未感染乙肝病毒的可接种

7. 女，25岁，幼儿园教师。因"乏力、食欲缺乏、厌油"入院。诊断为"急性丙型病毒性肝炎"，经治疗后症状消失，准备出院上班。护士的有关解释中下列哪项不正确（　　）
   A. HBsAg阳性者不能当幼儿园教师
   B. 抗HBs阳性者不能当幼儿园教师
   C. HBV DNA阳性者不能当幼儿园教师
   D. HCV RNA阳性者不能当幼儿园教师
   E. HBcAg阳性者不能当幼儿园教师

8. 男,36岁,因"乏力、厌油、呕吐、腹胀1周"入院,诊断为"急性乙型病毒性肝炎",护士在指导饮食护理时下列哪项不正确(　　)
    A. 急性期进食清淡、易消化、富含维生素的流质饮食
    B. 多食新鲜蔬菜和水果
    C. 腹胀时以牛奶摄入为主
    D. 适当限制脂肪的摄入
    E. 少食多餐,避免暴饮暴食

A₃/A₄ 型题

(9、10题共用题干)

男,33岁,因"乏力、纳差、厌油、恶心、呕吐、腹胀4天"来诊,尿呈茶色。查体:双眼巩膜明显黄染,皮肤黏膜轻度黄染,肝脏于右肋缘下2cm,剑突下3cm,质地软,压痛。实验室检查:ALT 310 U/L,HBsAg(-),抗HAV IgM(+)。

9. 该患者可能患了下列哪种疾病(　　)
    A. 甲型病毒性肝炎　　B. 乙型病毒性肝炎
    C. 丙型病毒性肝炎　　D. 丁型病毒性肝炎
    E. 戊型病毒性肝炎

10. 护士应采取的主要隔离方法是(　　)
    A. 呼吸道隔离　　B. 消化道隔离
    C. 血液隔离　　　D. 体液隔离
    E. 血制品隔离

(李大权)

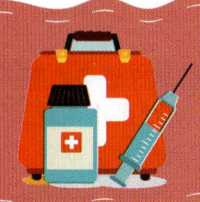

第五章 流行性乙型脑炎患者的护理

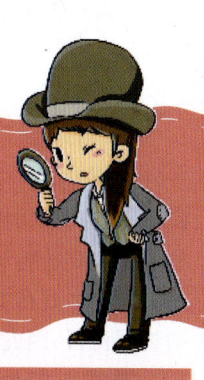

情境案例 5-1

患儿,男,6岁,因"发热、头痛、呕吐3天"入院就诊。患儿颜面潮红、呼之不应。偶有肢体抽搐,口唇无发绀,皮肤无出血点。体温39.0℃,脉搏136次/分,呼吸27次/分,心肺无异常,肝脾未触及,布氏征(+),克氏征(+),巴氏征(-)。实验室检查:血红蛋白96g/L,白细胞$17.0×10^9$/L,中性粒细胞0.86。患儿未上学,一直随父母居住于山地林区,身上蚊虫叮咬痕迹明显。患儿家长心情焦急、忧虑,担心患儿病情,不断请求医护人员全力救治。

流行性乙型脑炎简称乙脑,又称为日本脑炎,是由乙型脑炎病毒引起的以脑实质炎症为主要病变的中枢神经系统急性传染病。临床以高热、抽搐、意识障碍、呼吸衰竭、病理反射及脑膜刺激征为特征。部分重症患者可遗留后遗症。乙脑以蚊虫为主要传播媒介,发病季节主要是夏秋季,80%～90%的病例集中在7、8、9三个月,儿童发病率高。

一、概 述

乙型脑炎病毒简称为乙脑病毒,属于黄病毒科黄病毒属。病毒抵抗力较弱,对高温、乙醚和酸均很敏感,但是对低温和干燥抵抗力较强。加热至100℃ 2分钟或56℃ 30分钟即可灭活。病毒抗原性稳定,人与动物感染后,可产生补体结合抗体、中和抗体和血凝抑制抗体,检测这些抗体有助于临床诊断和流行病学研究。

乙脑病毒随蚊虫叮咬进入人体,在单核-巨噬细胞系统内繁殖后进入血液循环引起病毒血症。乙脑病毒进入人体后发病与否,与感染病毒的数量和毒力有关,更与机体的免疫功能有关。机体免疫力较强时,病毒若不侵入中枢神经系统,一般只形成短暂的病毒血症,成为隐性感染者或轻型病例;但是当机体免疫力低下、病毒数量多、毒力强时,血液中的乙脑病毒可迅速侵入中枢神经系统引起脑实质的广泛炎症损害(图5-1)。

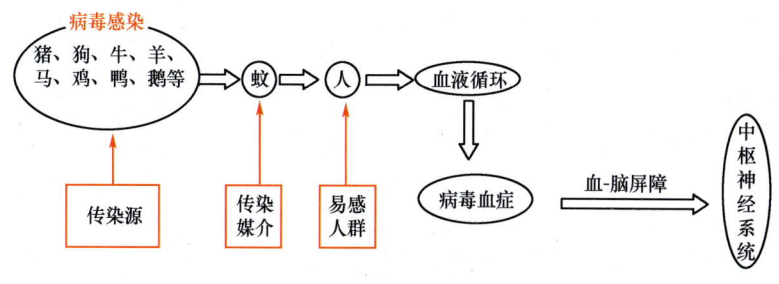

图 5-1 乙脑的发病机制

乙脑病变范围广,可累及脑及脊髓,以大脑皮质、间脑和中脑病变最为严重。脑实质病变、颅内压增高、脑水肿等,可引起意识障碍、惊厥或抽搐、呼吸衰竭等表现,以及与脑实质损伤部位相应的神经系统症状和体征。

二、护理评估

(一)流行病学资料

1. 传染源 乙脑是人畜共患的自然疫源性疾病,人和猪、马、牛、羊等60多种动物都可感染乙脑病毒。人和动物感染后发生病毒血症,成为传染源。由于人感染后血中病毒含量少,病毒血症期短,故不是主要的传染源;而动物尤其是猪的饲养面广、更新快、感染后血中病毒含量大,病毒血症期长,是本病的主要传染源,其中幼猪的感染率可高达100%。乙脑病毒在人群流行前1~2个月往往先在动物间流行,因此,检查猪的感染率,可预测当年乙脑在人群中的流行强度。

考点:乙脑的主要传染源

护考链接

患儿,6岁,流行性乙型脑炎患者,该疾病的主要传染源是( ) A. 其他乙脑患者 B. 蚊子 C. 猪 D. 羊 E. 隐性感染者

点评:猪由于感染率高、饲养面广、更新快,是乙脑最主要的传染源。

2. 传播途径 主要通过蚊虫叮咬而传播(图5-2)。库蚊、伊蚊、按蚊的某些种类都能传播本病,在我国传播乙脑病毒的主要是三带喙库蚊。携带乙脑病毒的蚊虫通过叮咬将病毒传播给人或动物,并可携带病毒越冬或经卵传代,成为乙脑病毒的长期储存宿主。

考点:乙脑的主要传播途径

3. 人群易感性 人群对乙脑病毒普遍易感,但大多数为隐性感染,感染后可获得持久免疫力。感染后发病者多为10岁以下儿童,尤以2~6岁小儿发病率最高。

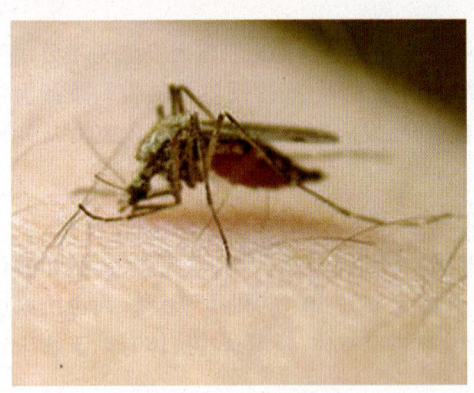

图5-2 乙脑的传播途径

考点:乙脑的好发人群

4. 流行特征 主要分布在亚洲,我国大部分省份都有乙脑病例报道,近年以中西部的河南、江西、云南为高流行区。有严格的季节性,80%~90%的病例发生在7、8、9三个月,与气温、雨量和蚊虫密度有关。本病呈散发性,家庭成员中罕见同时发病者。

(二)身心状况

潜伏期4~21天,一般为10~14天。

1. 典型表现

(1)初期:病初的1~3天。起病急,体温在1~2天升高,可至39~40℃,伴有头痛、恶心、呕吐和嗜睡。少数患者可有颈强直和抽搐。

(2)极期:病程的4~10天。主要表现为脑实质受损症状。①持续高热:乙脑必有的症状,体温可高达40℃以上。发热程度越高,持续时间越长,病情越重。热期一般持续7~10天,重者可长达3周。②意识障碍:乙脑的主要症状。可有不同程度的意识障碍,如嗜睡、谵妄、昏迷等。可持续1周,重者可长达4周,意识障碍程度越深,持续时间越长,病情越重,预后越差。③抽搐或惊厥:由高热、缺氧及脑水肿等所致,多见于病程的第2~5天,是病情严重的表现。轻者仅见于面部、手足局部抽搐,重者肢体呈痉挛抽搐,甚至全身强直性抽搐。频繁抽搐可加重缺氧和脑实质受损,导致呼吸衰竭。④呼吸衰竭:多发生在重症病例,是乙脑最严重的表现,脑实质病变为主要原因。主要表现为中枢性呼吸衰

竭,如呼吸节律异常,出现潮式呼吸、叹息样呼吸、比奥呼吸等。⑤神经系统症状和体征:常见有浅反射减弱或消失,深反射先亢进后消失;病理反射如巴氏征阳性是脑实质损害的重要体征;可有脑膜刺激征,婴幼儿不明显,可表现为前囟紧张、隆起;部分患者可有颅神经损害症状及体征;肢体强直性瘫痪,肌张力增高。⑥脑疝形成:乙脑极期极易形成脑疝,可出现相应症状和体征,如面色苍白、喷射性呕吐、持续惊厥、过高热、昏迷加深、瞳孔忽大忽小或双侧不对称、对光反射迟钝,视乳头水肿,血压异常,呼吸及脉搏缓慢、微弱等,最终死于呼吸、循环衰竭(图5-3)。

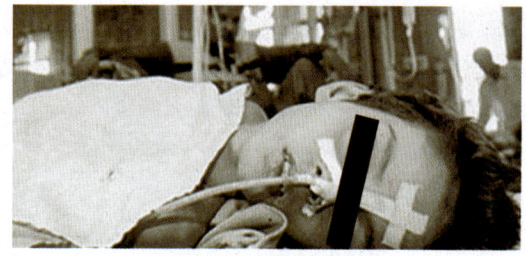

图 5-3 乙脑极期表现

高热、抽搐和呼吸衰竭是乙脑极期的严重症状,三者之间相互影响,可形成恶性循环,其中呼吸衰竭是本病的主要死亡原因。

考点:乙脑患者死亡的主要原因

护考链接

患儿,5岁,因"高热、抽搐和意识障碍"入院,诊断为"乙脑",患儿入院后第10天病情加重去世,该患儿最可能的死亡原因是( ) A. 惊厥 B. 高热 C. 脑疝 D. 呼吸衰竭 E. 支气管肺炎

点评:高热、抽搐和呼吸衰竭是乙脑极期的严重症状,三者之间相互影响,可形成恶性循环,其中呼吸衰竭是本病的主要死亡原因。

(3)恢复期:极期过后,体温逐渐下降,精神神经症状逐渐好转,一般于2周左右可完全恢复正常。重症患者可有痴呆、失语、多汗、四肢强直等恢复期症状,经积极治疗后多于6个月内恢复。

(4)后遗症期:少数重症患者6个月后仍有精神神经症状,称为后遗症。主要有失语,其次肢体强直性瘫痪、扭转痉挛、挛缩畸形、吞咽困难、舞蹈样运动和癫痫发作等;也可有自主神经功能失调,表现为多汗和中枢性发热等。精神方面的后遗症有痴呆、精神异常、性格改变和记忆力减退等。发生率5%~20%,经治疗后可有不同程度的恢复。

2. 并发症 最易并发支气管肺炎,多因呼吸道分泌物滞留或应用人工呼吸器所致。此外还可并发肺不张、败血症、尿路感染、压疮、上消化道大出血等。

3. 心理-社会状况 因起病突然、症状明显、担心病情恶化,家属常出现紧张、焦虑不安、急躁等不良情绪;疾病后期因出现功能障碍或后遗症可产生抑郁、消极、悲观等情绪。

(三)辅助检查

1. 血常规 白细胞计数升高,常在 10×10^9~20×10^9/L。中性粒细胞比例增高,达80%以上。

2. 脑脊液 无菌性脑膜炎改变。压力增高,外观无色透明或略微浑浊,白细胞计数多在 50×10^6~500×10^6/L,个别病例可达 1000×10^6/L 以上,早期以中性粒细胞为主,以后以淋巴细胞为主,蛋白轻度升高,糖及氯化物正常。

3. 血清学检查 ①特异性 IgM 抗体测定:该抗体在病后3~4天即可出现,2周时达高峰,可作为早期诊断。②补体结合试验:阳性出现较晚,主要用于回顾性诊断或流行病学调查。③血凝抑制试验:血凝抑制抗体一般在病后4~5天出现,2周时达高峰,阳性率高于补体结合试验,操作简便,可用于临床诊断或流行病学调查。

4. 病原学检查 ①病毒分离:病程1周内死亡病例脑组织中可分离到乙脑病毒。②病毒抗原和核酸的检测:通过直接免疫荧光和聚合酶链反应(PCR)在组织、血液或其他体液中可检测到乙脑病毒抗原或特异性核酸。

> **情境案例 5-1 临床诊断分析**
> 　　该患者为流行性乙型脑炎。原因:①患者有典型乙脑的症状和体征——高热、头痛、意识障碍、抽搐、布氏征(+)、克氏征(+);②实验室检查:血红蛋白96g/L,白细胞 $17.0×10^9$/L,中性粒细胞0.86;③患儿一直随父母居住于山地林区,身上蚊虫叮咬痕迹明显,有接触传染源和传播媒介的机会。

(四)治疗要点

　　本病目前无特效疗法,主要是对症和支持治疗,处理好高热、惊厥和呼吸衰竭,是乙脑患者抢救成功的关键,同时积极预防并发症。恢复期进行理疗、针灸、推拿按摩、高压氧治疗及康复训练。中医药治疗可用白虎汤加减、清温败毒饮、安宫牛黄丸等。

考点: 乙脑治疗的关键措施

　　1. **高热**　以物理降温为主,采取综合降温措施,使肛温保持在38℃左右,以减轻抽搐、脑水肿和脑缺氧。可配合使用药物降温,持续高热并反复抽搐者,可采用亚冬眠疗法。

　　2. **抽搐或惊厥**　抽搐多与高热、缺氧、脑水肿有关。脑实质病变引起的抽搐,多用地西泮肌内注射或缓慢静脉注射;脑水肿者以降低颅内压为主;呼吸道痰液阻塞导致脑缺氧时应及时吸痰、吸氧。

　　3. **呼吸衰竭**　酌情采取以下措施:①保持呼吸道通畅;②给氧;③使用人工呼吸器;④减轻脑水肿;⑤使用呼吸兴奋剂;⑥改善微循环。

三、护理诊断与合作性问题

　　1. **体温过高**　与病毒血症及脑部炎症有关。
　　2. **意识障碍**　与中枢神经系统、脑实质损害、抽搐、惊厥有关。
　　3. **气体交换受损**　与呼吸衰竭有关。
　　4. **有皮肤完整性受损的危险**　与昏迷、长期卧床有关。
　　5. **有受伤的危险**　与脑实质炎症、脑水肿、高热、惊厥、抽搐或意识障碍等有关。

四、护理目标

　　患者体温降至正常,意识逐渐恢复正常;营养状况、气体交换得到改善,躯体感觉、运动好转;皮肤完整,无外伤发生;焦虑、悲观等不良心理减轻或消失。

五、护理措施

(一)一般护理

　　1. **休息与隔离**　患者应卧床休息,隔离于有防蚊和降温设施的病房,室温控制在30℃以下,避免声音和强光刺激。有计划地集中安排各种检查、治疗和护理操作,减少对患者的刺激,以免诱发惊厥或抽搐。

　　2. **饮食护理**　早期进食清淡、易消化的流质饮食,如西瓜汁、绿豆汤、菜汤、牛奶等。有吞咽困难或昏迷不能进食者给予鼻饲或按医嘱静脉补充营养和水分,一般成人每天补液1500~2000ml,儿童每天50~80ml/kg,并酌情补充钾盐,纠正酸中毒。恢复期患者应逐步增加高营养、高热量的饮食。

　　3. **生活护理**　定时洗擦身体、更换衣服、勤翻身、拍背、皮肤按摩,防止压疮形成;做好眼、鼻、口腔的清洁护理,每天用漱口液清洁口腔2次;意识障碍者需专人看护。

(二)病情观察

　　密切观察患者生命体征变化,尤其是呼吸、血压、意识状态、对光反应、瞳孔变化,以及精神神经症状与体征的变化和程度;观察患者出入量的变化、有无惊厥或抽搐发作及其部位、严重程度。

(三)对症护理

　　1. **体温39℃以上者**　可采用戴冰帽、冰袋冷敷、温水或乙醇擦浴、冷盐水灌肠等物理降温措施,必要时遵医嘱应用降温药物或亚冬眠疗法。

2. **惊厥或抽搐发作** 将患者置于仰卧位,头偏向一侧,松解衣服和领口,保持呼吸道通畅。取下义齿,用缠有纱布的压舌板或开口器置于患者上下白齿之间,以防舌咬伤,必要时用舌钳将舌拉出,如有痰液阻塞应及时吸痰。注意患者安全,防止坠床等意外发生,必要时可用床档或约束带约束。

3. **保持呼吸道通畅** 有呼吸道分泌物者应及时给予翻身、叩背、吸痰、雾化吸入等措施。缺氧明显时给患者吸氧,遵医嘱应用呼吸兴奋剂,必要时配合医生行气管插管或气管切开术,使用人工呼吸器辅助呼吸,并做好相应的护理。

(四) 用药护理

遵医嘱使用镇静止痉药、呼吸兴奋剂、脱水剂等药物,注意观察药物疗效和不良反应。使用镇静止痉药物时,严格掌握药物剂量和用药间隔时间,注意观察患者的呼吸和意识状态;大剂量呼吸兴奋剂可诱发惊厥,应遵医嘱严格掌握药物剂量;甘露醇应在30分钟内快速静脉滴入或注入,监测患者的心功能情况。

(五) 心理护理

与患者及其家属多沟通,护理过程中尽量避免各种不良刺激,解除患者焦虑、紧张等不良情绪,帮助患者适应环境,给予关心和照顾,鼓励患者积极配合治疗和护理。对有功能障碍或后遗症者告知康复治疗的重要性,协助家属取得亲友和社会的支持。

六、健康指导

1. **疾病知识指导** ①了解和掌握乙脑的相关知识;②乙脑患者如有后遗症、功能障碍,应向患者及亲属说明积极治疗的意义,鼓励患者坚持治疗和康复训练,以防形成不可逆的后遗症;③对家属进行康复教育,使其学会切实可行的护理措施及康复疗法,如按摩、肢体功能训练及语言训练等,协助患者进行康复训练,达到逐步恢复健康的目标。

2. **疾病预防指导** 宣传乙型脑炎的预防知识:①说明防蚊、灭蚊和乙脑疫苗接种是预防的关键性措施(图5-4);②对10岁以下的儿童和从非流行区进入流行区的易感者进行乙脑疫苗接种;③在流行季节加强对家畜的管理,如有条件在流行季节前进行疫苗接种;④在流行季节,如出现高热、头痛、抽搐和意识障碍时应尽快送医院诊治。

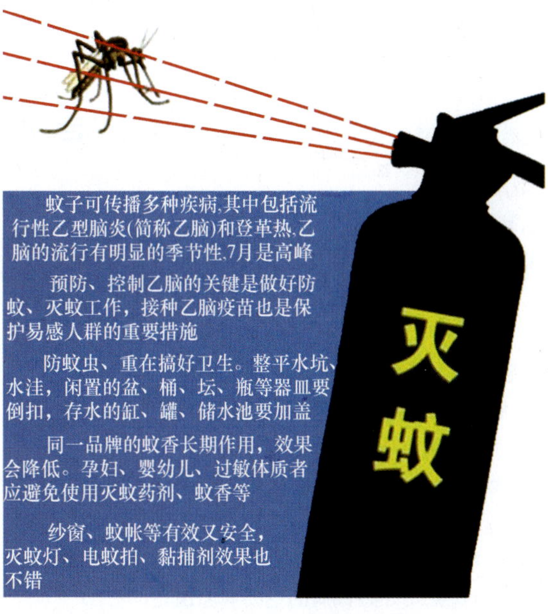

考点: 乙脑的健康教育

预防乙脑重在防蚊

蚊子可传播多种疾病,其中包括流行性乙型脑炎(简称乙脑)和登革热,乙脑的流行有明显的季节性,7月是高峰

预防、控制乙脑的关键是做好防蚊、灭蚊工作,接种乙脑疫苗也是保护易感人群的重要措施

防蚊虫,重在搞好卫生。整平水坑水洼,闲置的盆、桶、坛、瓶等器皿要倒扣,存水的缸、罐、储水池要加盖

同一品牌的蚊香长期作用,效果会降低。孕妇、婴幼儿、过敏体质者应避免使用灭蚊药剂、蚊香等

纱窗、蚊帐等有效又安全,灭蚊灯、电蚊拍、黏捕剂效果也不错

图5-4 乙脑的预防

七、护理评价

患者体温是否恢复正常;意识是否清楚;气体交换、营养状况、躯体功能有无改善;有无并发症发生;能否说出预防疾病的措施。

◆ **住院主要护理工作过程**

安置患者于安静、隔离病房→评估患者发热、意识障碍、抽搐程度,评估患者呼吸状态→正确执行医嘱、减少对患者的刺激→做好高热降温护理,配合医生对症处理,加强口腔、皮肤护理,保证患者安全→加强病情观察,特别是体温、意识、呼吸状态的变化→健康教育→填写护理记录单

情境案例 5-1 护患对话

患者家属: "护士,我孩子的体温怎么一直这么高啊?"
护士: "这主要与您的孩子有病毒血症和脑部炎症有关,您不要过于担心,我们正在采取措施使您孩子体温降下来。"
患者家属: "病毒? 你是说我孩子的病是病毒感染?"
护士: "是的,您的孩子得的是流行性乙型脑炎,简称乙脑,是由乙脑病毒引起的传染病。"
患者家属: "那我孩子是怎么感染的啊?"
护士: "乙脑病毒主要是通过蚊虫叮咬传播的。"
患者家属: "是这样啊。我孩子确实经常被蚊子咬的全身都是包。"
护士: "所以,以后一定要做好防蚊、灭蚊工作,在家里可以用蚊香、蚊帐,在野外时可以涂驱蚊剂。"
患者家属: "我发现我孩子有时候会抽搐。"
护士: "是的,我们要尽量减少对他的刺激,如果他有呕吐的情况,头要偏向一侧,注意防止误吸。"
患者家属: "恩,我懂了,谢谢您的解释,我们会积极配合治疗的。"
护士: "好的,谢谢! 有什么不懂的您随时问我。"

小结

乙脑是由乙型脑炎病毒引起的,以脑实质损害为主要病变的中枢神经系统传染病。人畜均可发病,其中,猪是主要的传染源,主要通过蚊虫叮咬而传播,以 2~6 岁小儿发病率最高。高热、惊厥、意识障碍为主要表现,呼吸衰竭是主要死亡原因,常有颅内压增高和脑膜刺激征阳性。处理好高热、惊厥和呼吸衰竭是治疗的关键。护理工作的重点是降温、控制惊厥和呼吸衰竭,做好病情观察。

自测题

A_1 型题

1. 乙脑最主要的传播媒介是(　　)
   A. 蚊虫　　　　B. 幼猪
   C. 蟑螂　　　　D. 医护人员的手
   E. 蚂蚁

2. 乙脑患者惊厥发作时的首选治疗措施是(　　)
   A. 肌内注射吗啡　　B. 肌内注射地西泮
   C. 冰盐水灌肠　　　D. 缓慢注射硫酸镁
   E. 吸氧

A_2 型题

3. 患儿,7 岁,因"头痛、发热 3 天"入院,诊断为"流行性乙型脑炎",导致该病的主要病原菌是(　　)
   A. 乙脑病毒　　B. HIV
   C. 化脓性细菌　D. 溶血性链球菌
   E. 铜绿假单胞菌

4. 患儿,女,5 岁,因"流行性乙型脑炎"入院,经治疗后好转出院,护士对患儿家长的健康教育错误的是(　　)
   A. 积极防蚊、灭蚊
   B. 禁食猪肉
   C. 加强体质锻炼
   D. 注意病情变化,若有异常立即就诊
   E. 注意观察有无后遗症

A_3/A_4 型题

(5,6 题共用题干)

患儿,男,3 岁,因"发热 4 天,抽搐 5 小时"就诊,诊断为"流行性乙型脑炎"。

5. 患儿意识不清,若发现痰鸣音明显,口唇发绀,应立即给予(　　)
   A. 吸氧　　　B. 吸痰
   C. 拍背　　　D. 雾化吸入
   E. 止咳

6. 护士采取的护理措施不妥的是(　　)
   A. 安置患儿于安静病室
   B. 注意观察患儿体温变化
   C. 注意观察药物疗效和不良反应
   D. 注意患者安全,防止坠床等意外发生
   E. 执行接触隔离

(孙军妹)

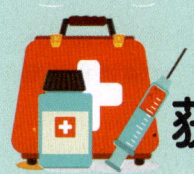

第六章 获得性免疫缺陷综合征患者的护理

情境案例6-1

男,37岁,个体户,因"发热、乏力、消瘦4个月"到医院就诊。患者一年前无明显诱因发热,体温波动在37.2~38℃,伴乏力。4个月来体重下降约7kg。已婚,有子女各一人。查体:体温37.8℃,脉搏、呼吸、血压正常,消瘦,龋齿,右颈部和左腋窝各触及1个2cm×2cm大小的淋巴结,活动、无压痛。实验室检查:血清抗HIV(+)。患者得知检查结果后言语减少,其家人则忧心忡忡、愁容满面。

艾滋病是获得性免疫缺陷综合征(AIDS)的简称,是由人免疫缺陷病毒(HIV)引起的慢性传染病,主要经性接触、血液和母婴传播。HIV主要侵犯、破坏辅助性T淋巴细胞($CD4^+$T淋巴细胞),导致机体出现明显的获得性免疫功能受损乃至缺陷,可并发各种严重机会性感染及恶性肿瘤。

一、概　述

人免疫缺陷病毒(HIV)为RNA病毒,属反转录病毒科,目前已知有两型,即HIV-1和HIV-2,HIV-1是引起艾滋病的主要毒株。此病毒既有嗜淋巴细胞性又有嗜神经性。

HIV感染人体后产生抗HIV,此抗体不是中和抗体。血清中病毒和抗体同时存在,故抗HIV阳性者的血清具有传染性。

HIV在外界的抵抗力较弱,对热敏感,56℃ 30分钟就可灭活,100℃ 20分钟可将HIV完全灭活。75%的乙醇、0.2%次氯酸钠及漂白粉均能灭活HIV。但对0.1%甲醛、紫外线和γ射线不敏感。

护考链接

HIV不易被下列哪种消毒方法灭活(　)　A. 高压湿热消毒法　B. 75%的乙醇　C. 0.2%次氯酸钠　D. 漂白粉　E. 紫外线

点评:HIV对紫外线不敏感,不易被灭活。

HIV主要感染$CD4^+$T淋巴细胞,也能感染单核-巨噬细胞系统、B淋巴细胞和小神经胶质细胞、骨髓干细胞等。感染后导致$CD4^+$T淋巴细胞和其他易感细胞凋亡,使机体细胞免疫和体液免疫功能遭到破坏,最终发生免疫缺陷。临床上表现为各种机会性感染和继发性肿瘤。

考点:HIV主要感染的细胞

二、护理评估

(一)流行病学资料

1. **传染源**　患者及无症状病毒携带者是本病的传染源,后者因为无症状、带毒时间长作为传染源意义更大,更具危险性。

考点:艾滋病的传染源

2. **传播途径**　HIV主要存在于感染者和患者的血液、精液、子宫和阴道分泌物中,眼泪和乳汁也可有传染性(图6-1)。

(1)性传播:为本病的主要传播途径。与已感染HIV的性伴侣发生无保护的性行为,同性、异性和双性性接触均可传播。

传染病护理

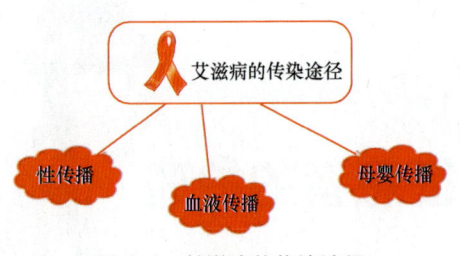

图 6-1 艾滋病的传染途径（性传播、血液传播、母婴传播）

(2) 血液传播：亦为本病的重要传播途径。输入感染 HIV 的血液及血制品、共用针具静脉吸毒、介入性医疗操作等均会引起艾滋病的传播。使用被血液污染而又未经严格消毒的注射器、针灸针、拔牙工具、血液透析机等都是十分危险的。

(3) 母婴传播：母亲是艾滋病感染者，可能会在妊娠期间、分娩过程或产后母乳喂养而传染给婴儿。

但空气、蚊虫叮咬及日常生活接触如握手、拥抱、礼节性亲吻、同吃同饮、共用厕所和浴室、共用办公室用品和娱乐设施等均不会传播 HIV。

护考链接

HIV 不能通过下列哪一条途径传播（　）　A. 性接触　B. 输血　C. 母婴　D. 吸毒　E. 握手

点评：HIV 最不可能的传播途径是握手。

考点：艾滋病的传播途径

3. 易感人群　人群对本病普遍易感，感染后无免疫力，多发生于青壮年。男性同性恋、多个性伴侣者、静脉吸毒成瘾者、输血及血制品使用者、HIV 感染的母亲所生婴儿为本病高危人群。

考点：艾滋病的高危人群

4. 流行特征　艾滋病自 1981 年被发现以来，感染人数逐年增加，其流行呈快速上升趋势，已超越国界，在全球广泛传播，侵袭和威胁所有人群。世界卫生组织（WHO）统计数字表明，2006 年全球共有 3950 万人感染 HIV，新感染人数 430 万，已死亡人数约 290 万。

艾滋病自 1985 年传入我国，疫情已覆盖所有省、自治区、直辖市，流行范围广。当前艾滋病的传播途径以性传播和注射吸毒为主，经性接触感染 HIV 的人数明显增加。

（二）身心状况

本病潜伏期较长，可从数月至 15 年，平均 9 年。

1. 症状和体征　人体感染 HIV 后的进展过程可分为 4 期。

(1) Ⅰ期（急性感染期）：感染后 2～6 周，可有发热、全身不适、头痛、关节肌肉痛、皮疹（图 6-2）和淋巴结肿大等。血清 HIV 抗体可呈阳性反应，症状持续 3～14 日后自然消失。

(2) Ⅱ期（无症状感染期）：临床上没有任何症状，但血清中能检出 HIV 及 HIV 抗体，具有传染性。此期可持续 2～10 年或更长。

(3) Ⅲ期（持续性全身淋巴结肿大综合征）：主要表现为除腹股沟淋巴结以外，全身其他部位 2 处或 2 处以上淋

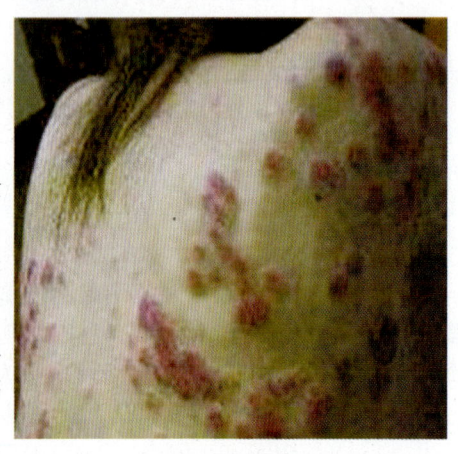

图 6-2 皮疹

巴结肿大，直径在 1cm 以上、质地柔韧、无压痛、无粘连、能活动。一般持续肿大 3 个月以上，部分患者淋巴结肿大 1 年以后才消失，亦有再次肿大者。

(4) Ⅳ期（艾滋病期）：本期可有发热、乏力、盗汗、食欲缺乏、消瘦、慢性腹泻、全身淋巴结肿大和肝脾肿大等。除此之外主要有如下症状。

1) 机会性感染：由于严重的细胞免疫缺陷而出现多种机会性病原感染，如肺孢子菌、马尔尼菲青霉菌、隐孢子菌、弓形虫、念珠菌、隐球菌、结核杆菌、巨细胞病毒、EB 病毒等。其中以肺孢子菌肺炎最常见，且是引起艾滋病患者死亡的主要原因；其临床表现主要是慢性咳嗽、短期发热、渐进性呼吸困难、发绀，仅

少数患者肺部能闻及啰音。卡波西(Kaposi)肉瘤也常侵犯肺部。其他如口腔及食管的念珠菌感染也较常见。

2)卡波西肉瘤:可发生在皮肤、黏膜、内脏、淋巴结、肝、脾等处,表现为深蓝色浸润斑或结节(图6-3),可融合成大片状,表面出现溃疡并向四周扩散。

考点:艾滋病的分期、艾滋病期的特点

2. 心理-社会状况 艾滋病晚期患者由于健康状况迅速恶化,病情重,预后差且无特效治疗方法,且很多患病原因与不正当性行为有关,使其在社会上有不良的名声,易遭受社会歧视,难以得到亲友的关心和照顾。加之人们对疾病的恐惧心理,面对患者避而远之,使患者极易产生焦虑、恐惧、孤独及悲观失望的心理,少数患者可有企图报复、自杀等心理倾向。此外,社会上对艾滋病患者和HIV感染者的歧视态度也会殃及其家庭,其家庭成员也同样有沉重的心理负担。

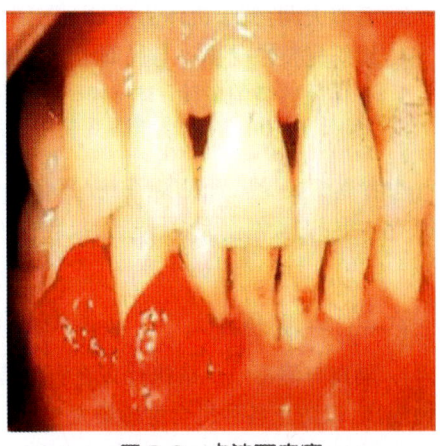

图6-3 卡波西肉瘤

(三)辅助检查

1. 血常规及免疫学检查 可有不同程度的贫血、白细胞总数减少。淋巴细胞总数明显减少、T淋巴细胞减少、$CD4^+T$淋巴细胞计数减少。

2. 血清学检查

(1)抗HIV检查:一般用ELISA法做初筛,连续2次阳性,再做蛋白免疫印迹试验(WB)或固相放射免疫沉淀试验进行确诊,如阳性则诊断可以确立。

(2)HIV抗原检查:可用ELISA法检测血清中的P24抗原。

3. HIV RNA的检测 准确性高,可检测体内的病毒数量,并作为抗病毒治疗调整用药的依据。

4. 其他检查 一般可做X线、B超、内镜等检查,必要时进行CT及MRI,有助于早期诊断机会性感染及肿瘤。

考点:确定有无HIV感染的最简便有效的方法

(四)治疗要点

目前艾滋病的治疗尚无特效的病因疗法,总的治疗原则为抗感染、抗肿瘤、抗病毒、增强机体免疫功能。

1. 抗病毒治疗 是目前治疗艾滋病的重要手段。抗HIV药物主要分为核苷类反转录酶抑制剂、非核苷类反转录酶抑制剂和蛋白酶抑制剂三大类。高效抗反转录病毒疗法(HAART)又称鸡尾酒疗法,是通过3种或3种以上的抗病毒药物联合使用,既可最大限度地抑制HIV复制,又能减少单一用药产生的抗药性,临床疗效已得到肯定。代表药有齐多夫定(ZDV或AZT);奈韦拉平(NVP)利托那韦(RTV)。

2. 免疫调节剂治疗 可用白细胞介素2(IL-2)、粒细胞集落刺激因子(G-CSF)及粒细胞-巨噬细胞集落刺激因子(GM-CSF)、灵杆菌素、干扰素(IFN)等,以改善免疫功能。

3. 机会性感染的治疗 针对相应的病原体,选择有效药物。

4. 支持及对症治疗 输血、营养支持、补充维生素等。

情境案例6-1 临床诊断分析

该患者所患疾病为艾滋病。依据:①患者有典型的艾滋病症状和体征——发热、乏力、消瘦4个月。右颈部和左腋窝各触及1个2cm×2cm大小的淋巴结,活动、无压痛。②辅助检查:血清抗HIV(+)。

三、护理诊断与合作性问题

1. 恐惧 与艾滋病折磨、预后不良及担心受歧视有关。
2. 社交孤立 与实施强制性管理及易被他人歧视有关。

3. 营养失调：低于机体需要量　与消耗过多、热量摄入不足有关。

4. 组织完整性受损　与局部组织卡波西肉瘤和机会性感染有关。

5. 有传播感染的危险　与缺乏艾滋病预防知识和人群普遍易感有关。

四、护理目标

患者逐渐接受患病现实，焦虑、恐惧心理消失，对社会评价持平常心态；体重不再下降或逐渐恢复至原有体重；皮肤恢复完整、光洁，口腔黏膜完好、红润。

五、护理措施

（一）一般护理

1. 隔离与消毒　严格执行艾滋病的消毒、隔离措施，实施血液、体液隔离措施的同时，应实施保护性隔离，以防止各种机会性感染发生。

2. 休息　病室应安静、舒适、空气清新。患者发生机会性感染时应绝对卧床休息，症状减轻后可逐步起床活动，无症状感染期者可从事正常工作和学习。

3. 饮食　给予高热量、高蛋白、高维生素、易消化饮食。注意食物的色、香、味，创造良好的进食环境，以促进患者食欲。鼓励患者摄取食物，以保证营养供给，增强机体抗病能力。不能进食、吞咽困难者予以鼻饲；必要时给予静脉输液，注意维持水、电解质平衡。

考点：艾滋病患者饮食护理特点

（二）病情观察

注意发热的程度，有无肺部、胃肠道、中枢神经系统、皮肤黏膜等感染的表现；注意一般状态的检查，如生命体征、神志，定时评估患者的营养状况、体重等，皮肤黏膜局部有无卡波西肉瘤，有无口腔、食管炎症或溃疡，有无腹部压痛及肝脾肿大，注意肺部有无啰音；有无癫痫发作、瘫痪、进行性痴呆等神经系统受累表现。疾病后期严密观察有无出现各种严重的机会性感染和恶性肿瘤等并发症，详细记录病情变化，及时与医生联系，配合治疗和及时采取相应的护理措施。

（三）对症护理

1. 发热　遵医嘱用药物或物理降温。

2. 疼痛　确定疼痛部位，根据不同情况进行护理，按医嘱给予镇痛药。

3. 呼吸困难　密切观察呼吸困难的表现及血气分析情况等，协助患者采取半卧位或端坐位，给予氧气吸入等，应避免使用镇静剂及麻醉剂，以防抑制呼吸。

4. 恶心、呕吐　呕吐频繁者，禁食2小时；若恶心、呕吐减轻，应鼓励患者进食。进行口腔护理，保持口腔的清洁、卫生。遵医嘱给予止吐药。

5. 腹泻　遵医嘱给予止泻药，每次便后，用软卫生纸轻轻按擦后用温水清洗，涂上凡士林软膏或抗生素类软膏。

（四）皮肤护理

因艾滋病患者体质免疫功能差，易发生继发感染，因此应加强皮肤护理，预防发生感染。护理时应注意皮肤黏膜的颜色、温度、完整性，观察全身皮肤特别是口腔、肛门周围处皮肤是否出现斑块及破损。保持皮肤清洁、卫生，经常更换衣服、被褥，内衣柔软。长期卧床的患者，至少每2小时协助翻身，必要时可使用气垫床或气垫垫于臀部等易受压处。经常修剪指甲。沐浴时使用液态中性沐浴液，以防刺激皮肤。严格执行无菌操作原则，避免医源性感染。如有皮肤损伤，用生理盐水清洗，伤口伴有渗液则予以微波治疗，按医嘱给予药物治疗。

（五）用药护理

1. 对患者进行用药依从性教育　对于应用抗病毒药治疗的患者，按时、足量按医嘱服药非常重要,否则会降低疗效及产生耐药性。另外,还需说明艾滋病的抗病毒治疗需要终生服药。

2. 观察抗病毒药物的不良反应

（1）胃肠道症状：食欲缺乏、恶心、呕吐、腹痛等。

（2）神经系统症状：头痛、多梦、四肢疼痛、麻木等。

（3）皮疹：多在颜面和躯干部出现斑丘疹,伴有瘙痒。

（4）中毒反应：包括肝损害、骨髓抑制等。

（六）心理护理

护士要尊重患者。护士在询问病史和性行为史时,要注意举止大方、态度温和,使之产生信任感和亲切感;在进行治疗、护理操作时,既要严格执行消毒隔离措施,又不应表现出怕被感染的恐惧心理;不要歧视患者。①建构良好的护患关系：护士通过自己良好的语言、态度和行动去影响患者的认知,改变其不良的心理状态和行为。②尊重患者的人格：尊重患者的隐私,聆听患者的心声,取得患者的信任,达到护患合作的目的。③激励患者抗病积极性：鼓励患者主动参与治疗和护理工作,当医疗和护理取得进展时,指出这是与患者积极配合治疗分不开的。④争取家属的支持：和患者的家属和亲友沟通,良好的家庭、亲友关系能给患者以精神上的支持和鼓舞,提升其抗击病魔的斗志。⑤促进患者间良好的交流：为患者建立交流平台,使患者在同伴间得到帮助和关心。⑥创造优美舒适的环境：优美舒适的环境能使患者心情舒畅。

考点：心理护理的方法

六、健 康 指 导

（一）疾病知识指导

（1）向患者和家属介绍感染时的表现、预防和减少感染的措施,以及出现危急征象时需采取的急救和护理措施。

（2）向患者及家属说明艾滋病的治疗方法,药物的不良反应及治疗的长期性,告知出院后应定期到医院复查,坚持治疗以控制病情发展。

（3）宣传消毒隔离的重要性和方法,患者的日常生活用品应单独使用和定期消毒,家属接触被患者血液、体液污染的物品时,要戴手套、穿隔离衣、戴口鼻罩等,处理污物后一定要洗手。

（4）指导患者要合理安排休息,避免精神、体力过度疲劳,加强营养,阐明营养对疾病和康复的影响,要注意个人卫生,防止继发感染；对慢性、稳定期的患者应鼓励和指导其进行适当的锻炼,增强战胜疾病的信心。

（5）鼓励艾滋病患者要勇敢地面对疾病,鼓起生活的勇气,积极配合治疗。

（二）疾病预防指导

1. 对无症状 HIV 感染者的知识教育

（1）阐明艾滋病的传播方式,告诫 HIV 感染者应避免不安全性行为,正确使用安全套。

（2）不能和他人共用注射器、剃须刀、指甲刀、牙刷、手帕等,被自己的血液、体液污染的物品必须用 0.2% 次氯酸钠溶液消毒处理,以防将 HIV 传染给他人。

（3）已感染 HIV 的育龄妇女应避免妊娠,已受孕者应终止妊娠,已感染 HIV 的哺乳期妇女应人工喂养婴儿。

（4）注意个人卫生,避免过度疲劳,在保证正常工作、学习、生活的前提下,适当限制活动范围,以防止继发感染。

（5）定期或不定期的访视及医学观察,部分无症状感染期可长达 10 年以上,对无症状 HIV 携带者,每 3～6 个月做一次临床及免疫学检查,出现症状及时隔离治疗,在医生指导下服药、工作、活动、预防感染,延缓病程进展。

2. 艾滋病社区健康教育　广泛宣传艾滋病的预防知识,使群众了解艾滋病的病因和感染途径,采取自我防护措施,如不共用牙刷、刮脸刀片等。教育群众洁身自好,规范道德行为,能正确使用避孕套,加强有关性知识、性行为的健康教育。远离毒品,杜绝不洁注射(尤其是静脉毒瘾)。向群众解说如何与艾滋病患者进行正常的接触和社交活动,如一般的社交接触、握手、共同进餐、公用办公室、公用浴室、游泳池及礼节性的接吻等不会感染,通过空气、水、食物及昆虫叮咬也不会造成传播;在消除恐惧的同时,尊重保护患者的隐私,以宽容和仁爱为艾滋病患者和HIV感染者提供良好的生活环境,善待、关心和帮助艾滋病患者。严格血源管理,医疗器械重复使用时应严格消毒,提倡使用一次性注射器,操作中实施"一人一针一管";严禁HIV感染者献血、献精液和献器官。

> **护考链接**
>
> 预防、医疗、保健机构发现HIV感染者时,以下措施不正确的是(　　) A. 身体约束　B. 留观　C. 给予宣教　D. 医学观察　E. 定期和不定期访视
>
> 点评:艾滋病在我国法定传染病中是乙类传染病,对HIV感染者可以进行观察、宣教和访视,但不能进行身体约束。

考点:艾滋病的疾病知识指导要点

七、护理评价

患者是否能克服不良情绪的影响,正确对待所患疾病,增强战胜疾病的信心;是否了解本病的传播知识,自觉遵守艾滋病隔离制度,积极配合治疗和护理;是否发生口腔、皮肤、肺部等机会性感染;饮食是否得当,是否发生严重并发症。

> ◆ **住院主要护理工作过程**
>
> 做好血液与体液隔离→评估患者生命体征、发热、乏力、消瘦、淋巴结肿大等情况→正确执行医嘱、缓解患者心理压力、消除紧张情绪→做好发热等症状护理→加强病情观察,特别是各种机会性感染和恶性肿瘤的观察→健康教育→填写护理记录单。

> **情境案例6-1 护患对话**
>
> 患者:"护士,我从来都不吸毒,也没有到过色情场所,没有住过院,妻子也很健康,为什么会染上艾滋病呢?"
> 护士:"艾滋病的传染途径如性传播、血液传播、母婴传播是明显的途径,但一些不明显的途径容易被忽视,不规范性医疗操作如使用被血液污染而又未经严格消毒的注射器、针灸针、拔牙工具等均会引起艾滋病的传播。"
> 患者:"哦,我知道为什么会患上艾滋病啦,因为我的牙齿不好,多次在牙科诊所治疗,也许是那时染上的。"
> 护士:"除此以外,公用的剃刀、理发工具、美容穿耳洞工具,只要被污染后没有经过严格的消毒,均有传播艾滋病的可能。"
> 患者:"这样也可能?我从来都是到理发店理发的,也有刮破皮肤的时候。"
> 护士:"如果不小心刮破皮肤,经过75%的乙醇消毒也可以避免染上艾滋病的。"
> 患者:"护士,我的病会传染给我的家人吗?"
> 护士:"根据您的病情需要暂时实施适当的家庭隔离。一般的生活接触不会传染。您现在可以和家人接触,出院后可以与家人一起生活,不影响工作、生活与人际交往,但康复前您的食具、用具、洗漱用品、美容美发用品(如剃须刀)等应专用,不能与家人合用,以免传染给他们。性生活必须使用避孕套。"
> 患者:"护士,我的病能治好吗?"
> 护士:"像您这种情况可以采用抗病毒治疗、免疫调节治疗、支持及对症治疗,需要注重休息,保持乐观的心态,加强营养,积极配合医生,遵医嘱用药。"
> 患者:"护士,药物是不是吃得越多越好?"
> 护士:"不是。药物吃多了也会损害身体,不能乱吃,要严格遵医嘱用药,不能自行增减或停药,在用药过程中发现有头痛、多梦、食欲缺乏、恶心、呕吐、腹痛、四肢疼痛、麻木和皮疹等异常情况,要马上报告医生及护士,因为这提示可能出现了药物不良反应,需要及时处理。"

第六章 获得性免疫缺陷综合征患者的护理

患者："唔。护士，我没有食欲，不吃东西行吗？"
护士："不行。加强营养，保证热量，对身体恢复有很大帮助。我们已将您的营养要求通知膳食科了，膳食科会搭配出科学合理的营养食品供您食用，您要尽可能按要求食用，以促进您的病情康复。"
患者家属："护士，我们日常生活中要注意些什么才能避免感染 HIV？"
护士："艾滋病预防重点是防止血液和体液传播，受到血液及体液污染的物品应严格消毒处理，如焚烧、煮沸、消毒液浸泡等。"
……
患者："好的，谢谢您。"
……

小结

艾滋病是由人免疫缺陷病毒所引起的一种致命性慢性传染病，主要导致人体的细胞免疫功能受损。主要经性接触、使用血液及血制品、母婴传播。本病潜伏期较长，为 2～10 年，临床表现为 HIV 相关症状、各种机会性感染及肿瘤。尚无特效治疗，早期抗病毒治疗是关键。重点是防治各种机会性感染。洁身自好，规范道德行为，拒绝毒品，采取安全性行为是最重要的预防措施，育龄女性 HIV 感染者实施母婴干预措施。护理上要特别体贴和关爱患者，提供心理支持。

自测题

A₁ 型题

1. 艾滋病最重要的传播途径是（　　）
   A. 器官移植　B. 人工授精　C. 性接触
   D. 输液　　　E. 输血
2. 下列哪一项在护理艾滋病时要重点防治（　　）
   A. 淋巴结肿大　B. 机会性感染　C. 吞咽困难
   D. 肌肉关节痛　E. 皮疹
3. 艾滋病的健康教育不包括（　　）
   A. 提倡使用一次性注射器
   B. 洁身自好，规范道德行为
   C. 女性感染者要避免妊娠
   D. 护理患者时要戴口罩、手套，穿隔离衣
   E. 不要直接接触患者的血液，但体液可以
4. HIV 感染人体后主要侵犯和破坏哪种细胞（　　）
   A. 红细胞　B. 白细胞　C. T 淋巴细胞
   D. 巨噬细胞　E. 单核细胞
5. HIV 感染者体液含有大量病毒，具有很强传染性的是（　　）
   A. 血液　B. 尿液　C. 泪液
   D. 汗液　E. 呕吐液
6. 关于获得性免疫缺陷综合征，下列哪项是错误的（　　）
   A. 是由 HIV 引起
   B. HIV 感染主要通过性行为直接传播
   C. HIV 可通过胎盘传给胎儿
   D. HIV 感染后潜伏期很短，患病后很快死亡
   E. 输入有感染的供血者的血制品，同样可致病

A₃/A₄ 型题

（7～10 题共用题干）

孙某，男，37 岁，个体户，曾涉足色情场所。近 1 个月来乏力、干咳、体重减轻、全身不适。护理体检：神志清，消瘦，体温 37.8℃，口腔黏膜溃疡，肝脾轻度肿大，全身浅表淋巴结肿大、质软、无压痛、无粘连。化验：HIV 抗原阳性、抗 HIV 阳性、HIV RNA 阳性。诊断为"艾滋病"。

7. 对确诊最有意义的是（　　）
   A. 慢性咳嗽
   B. 体重减轻
   C. 口腔黏膜溃疡
   D. 全身浅表淋巴结肿大、质软、无压痛、无粘连
   E. HIV 抗原阳性、抗 HIV 阳性、HIV RNA 阳性
8. 最可能的传播途径是（　　）
   A. 热带地区蚊虫叮咬而感染
   B. 性接触而感染
   C. 常在饭店吃饭而感染
   D. 使用宾馆浴缸而感染
   E. 使用了不洁的牙刷而感染
9. 患者处于艾滋病的哪一时期（　　）
   A. 急性感染期　B. 无症状感染期
   C. 持续性全身淋巴结肿大综合征期
   D. 艾滋病期　　E. 以上都不是
10. 对该患者应采取哪种隔离（　　）
    A. 肠道隔离　B. 严密隔离　C. 接触隔离
    D. 血液/体液隔离　E. 呼吸道隔离

（李朝中）

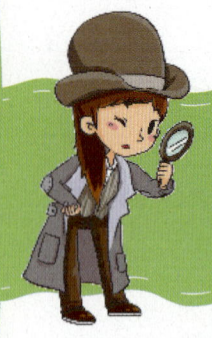

第七章 流行性出血热患者的护理

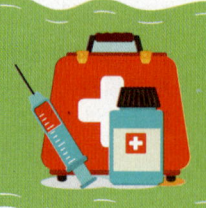

流行性出血热又称肾综合征出血热（EHF），是由汉坦病毒引起的自然疫源性传染病。临床主要表现为发热、充血、出血、低血压休克和急性肾衰竭。我国是本病的高发区。

一、概述

流行性出血热病毒也称汉坦病毒，属于布尼亚病毒科汉坦病毒属，为负性单链RNA病毒。根据抗原结构的差异，汉坦病毒分为20个以上的血清型。在我国流行的主要是Ⅰ型（汉坦病毒，野鼠型）和Ⅱ型（汉城病毒，家鼠型）。该病毒不耐热、不耐酸，加热56℃ 30分钟或100℃ 1分钟均可灭活，对紫外线和乙醇、碘酒等消毒剂均敏感。

发病机制尚不十分清楚，多数研究认为与病毒直接作用和病毒感染后诱发免疫损伤作用有关。其中Ⅲ型变态反应被认为是引起本病血管、肾脏及其他损害的主要原因。本病的基本病理变化是全身小血管广泛损伤。血管内皮细胞肿胀、变性、坏死，导致血管壁通透性和脆性增加，血浆外渗，引起组织水肿、出血。以肾脏病变最明显，其次为心、肝、脑等。

二、护理评估

（一）流行病学资料

1. **传染源** 主要是鼠类。在我国以黑线姬鼠（图7-1）和褐家鼠（图7-2）为主，林区主要是大林姬鼠，带病毒的动物可经粪、尿、唾液等排出病毒。患者早期的血液和尿液中携带病毒，但一般不会造成传染，因此，人不是主要传染源。

考点：流行性出血热的传染源

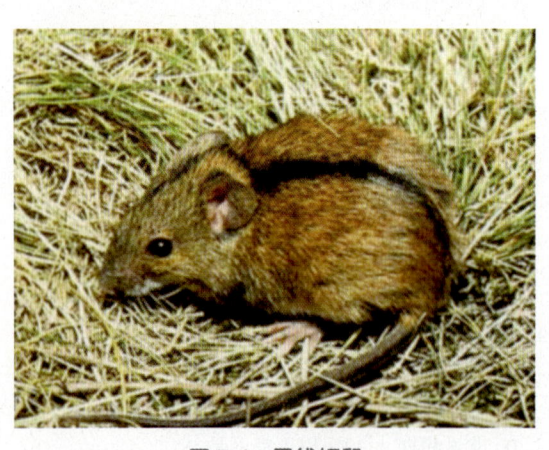

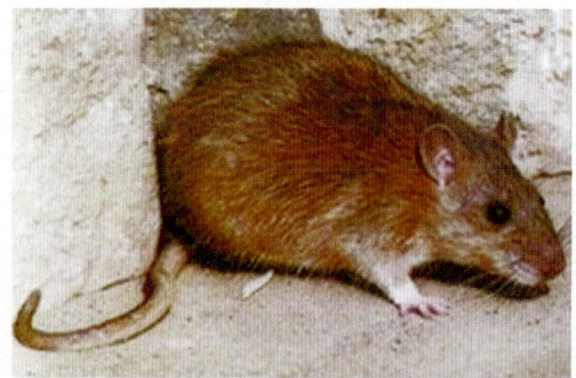

图7-1 黑线姬鼠　　　　　　　　图7-2 褐家鼠

2. **传播途径** 为多途径传播。①呼吸道传播：带病毒的鼠排泄物污染尘埃后可形成气溶胶，人经呼吸道吸入感染。②消化道传播：摄入被病毒污染的食物，经口腔及胃肠道黏膜感染。③接触传播：被鼠咬伤或者破损的皮肤直接接触有病毒的排泄物感染。④母婴传播：孕妇感染本病后，病毒可经胎盘感染胎儿。⑤虫媒传播：鼠的寄生虫螨类也可能传播本病。

3. 人群易感性 人群普遍易感,病后可获持久免疫力。

4. 流行特征 本病广泛流行于亚欧大陆31个国家和地区。我国为高流行区,由北向南、由农村向城市扩展,老疫区病例逐渐减少,新疫区不断增加。全年均可发病,但有明显的季节高峰,黑线姬鼠传播的流行高峰为每年11月至次年1月;褐家鼠的传播以3~5月为流行高峰。发病以男性青壮年较多,尤其是农民、矿工和野外作业者。

(二) 身心状况

本病潜伏期4~46日,平均1~2周。典型患者病程分为5期:发热期、低血压休克期、少尿期、多尿期和恢复期。轻型患者分期不明显,而重型患者常出现发热期、休克期及少尿期重叠的现象。

1. 症状和体征

(1) 发热期:急起发热,24小时内体温可迅速升至39~40℃,以稽留热和弛张热多见,热程一般3~7日,一般体温越高,热程越长,病情越重。伴有明显的全身中毒症状,如"三痛"症状(头痛、腰痛、眼眶痛)、胃肠中毒症状(食欲缺乏、恶心、呕吐、腹痛、腹泻)及神经精神症状(嗜睡、烦躁、谵妄、抽搐)等。颜面、颈部、上胸部位明显充血潮红(称"三红"),球结膜充血水肿,呈酒醉貌(图7-3)。腋下和胸背部可见搔抓样或条索状出血(图7-4),软腭可见出血点,腰、臀或注射部位可出现瘀斑,重者可有腔道出血。

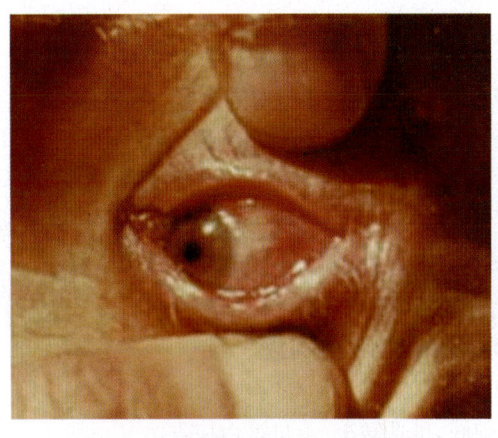

图7-3 球结膜充血水肿,呈酒醉貌　　图7-4 搔抓样或条索状出血

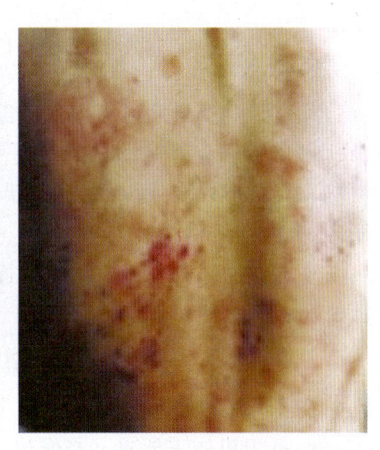

(2) 低血压休克期:常发生于病后第4~6日,一般持续1~3日。主要表现为低血压和休克。多在体温下降的同时出现血压下降,热退后其他症状反而加重。血压下降初期患者仍颜面潮红,四肢温暖,逐渐出现脸色苍白、四肢厥冷、脉搏细弱、尿量减少等休克表现,重者可出现DIC、脑水肿和急性肾衰竭。持续时间长短与病情轻重、治疗措施是否及时、正确有关。

(3) 少尿期:为本病极期,多发生于病后第5~8日,一般持续2~5日,持续时间长短与病情成正比。主要为急性肾损害的表现:①少尿或无尿;②氮质血症表现(如出现消化道症状);③代谢性酸中毒(如出现深大呼吸);④水和电解质紊乱(如高钾、低钠、高镁等);⑤严重者可发生高血容量综合征(体表静脉充盈、脉搏洪大、脉压增大、心率增快、脸部胀满)和并发肺水肿、腔道出血、内脏出血等。

(4) 多尿期:多出现于病后第9~14日,持续7~14日。患者每日尿量渐增至3000ml以上,随尿量增加,病情逐渐好转。到后期每日尿量可达4000~8000ml,少数可高达10 000ml以上。但可因尿量过多引起水和电解质紊乱,出现低钾、低钠等相应的症状,若水和电解质补充不足可发生继发性休克;患者还可因全身抵抗力下降导致继发感染等。

(5) 恢复期:病程第3~4周后,尿量恢复至每日2000ml以下进入恢复期。患者精神及食欲好转,但体力恢复较慢,需1~3个月或更长时间才能完全恢复。

2. 心理-社会状况 部分患者可产生抑郁、焦虑等不良情绪,尤其是危重患者,因突然发热、病情进展快、症状明显而担心预后,使清醒的患者及其家属产生紧张、恐惧心理,迫切希望得到关心和心理支持。

考点: 流行性出血热临床主要特点

(三) 辅助检查

1. 血常规检查 常出现白细胞总数增高,可达 $15×10^9$ ~ $30×10^9$/L,出现异型淋巴细胞有助于诊断;血小板常有不同程度的下降。

2. 尿常规检查 显著尿蛋白为本病主要特征之一,病程第 2 天即可出现尿蛋白,可伴有血尿和管型尿。少数患者尿中可出现膜状物(为凝血块、蛋白和上皮细胞共同构成的凝聚物)。

3. 血液生化检查 在低血压休克期血尿素氮和血清肌酐开始升高,少尿期升高最明显;休克期和少尿期以代谢性酸中毒为主(pH、CO_2CP 下降);血清钠、氯、钙在病程中均降低,钾在少尿期增高、多尿期降低。

4. 血清学检查 可检出特异性抗原和特异性抗体,作为本病的诊断依据。

5. 分子生物学方法和病毒分离 应用聚合酶链反应(PCR 法)可以检出汉坦病毒的 RNA 或在发热期患者的血清、血细胞和尿液中可分离出汉坦病毒,有诊断价值。

考点: 血、尿常规主要特征

(四) 治疗要点

本病以综合治疗为主,早期可应用抗病毒治疗;中晚期主要是对症治疗,注意防治休克、肾衰竭和出血。治疗原则为"三早一就",即早期发现、早期休息、早期治疗和就近医治。

发热期抗病毒、减轻外渗、改善中毒症状、止血及预防 DIC;低血压休克期补充血容量、纠正酸中毒、改善微循环;少尿期严格控制入量、利尿、导泻和透析疗法;多尿期主要是维持水、电解质平衡和预防继发感染;恢复期应加强营养,注意休息,逐渐增加活动量,定期复查肾功能等。

考点: 流行性出血热的治疗原则

三、护理诊断与合作性问题

1. 体温过高 与病毒血症有关。
2. 营养失调:低于机体需要量 与发热、呕吐、进食减少、大量蛋白尿有关。
3. 体液过多:组织水肿 与血管通透性增加及肾损害有关。
4. 组织灌注量改变 与血管壁损伤造成血浆大量外渗有关。
5. 潜在并发症:心力衰竭、肺水肿、出血和继发感染等。

四、护理目标

体温得到控制;组织灌注良好,发绀消失,皮肤红润,肢端变暖,尿量增加,血压正常;组织水肿消失;皮肤和黏膜无破溃;顺利渡过"五期",无并发症发生。

五、护理措施

(一) 一般护理

1. 消毒与隔离 在单间病室内严密隔离至病后 10 天,患者的分泌物、排泄物及污染物及时严格消毒,病室每日消毒并严格探视制度,防止交叉感染。

2. 休息与体位 疾病早期应绝对卧床休息,协助患者保持舒适体位,切忌随意搬动,以免加重出血;嘱咐患者不要过早下床活动,恢复期可逐渐增加活动量。

3. 饮食与营养 不同病期的患者饮食要求不同,发热期、低血压休克期宜给予高热量、高维生素饮食,适当增加饮水量;少尿期则应给予高糖、高维生素、低钾、低钠、低蛋白饮食,严格限制饮水量;而多尿期应遵医嘱注意液体、电解质、蛋白质和维生素的补充,指导患者摄取高蛋白、高糖和富含多种维生素的食物,如鱼、虾、蛋、瘦肉、新鲜水果、蔬菜等,尤其注意摄取含钾多的食物。

(二) 病情观察

密切监测生命体征和意识状态的变化,注意观察体温骤降、烦躁不安、脉搏增快、脉压缩小等休克早期征象。观察皮肤黏膜瘀点、瘀斑情况,注意有无呕血、便血、咯血、颅内出血等腔道及内脏出血征象。密切观察尿量及尿液的颜色变化,严格记录24小时出入量,注意有无腹胀、恶心、呕吐、厌食等消化道症状,监测血尿素氮和血肌酐的变化。密切观察病程进展情况和治疗效果,注意电解质、酸碱平衡的监测和凝血功能的检查。

(三) 对症护理

1. 发热的护理 以物理降温为主,如头部冰帽、大血管处放冰袋,发热伴四肢厥冷可用温水擦浴,但不能用乙醇擦浴,以免加重皮肤的充血、出血损害。遵医嘱使用小剂量退热剂,但忌用大剂量和发汗退热药,以防大量出汗诱发低血压休克。

2. 皮肤黏膜的护理 ①减少对皮肤的不良刺激,保持床铺清洁、干燥、平整,衣裤应宽松、柔软,出汗较多时应及时更换;②帮助患者定时变换体位,骨突处用软垫适当衬垫;③避免推、拉、拽等动作,以免造成皮肤的破损,测血压时袖带绑扎不可过紧和时间过长,以防加重皮下出血;④做好口腔护理,保持口腔黏膜的清洁、湿润,及时清除口腔分泌物及痰液;⑤保持会阴部清洁,留置导尿应做到无菌操作,定时膀胱冲洗。

3. 低血压休克的护理 一旦出现休克症状,配合医生采取以下措施:①迅速建立静脉通道,遵医嘱准确、快速、适当地输入液体以扩充血容量,并及时输入碱性溶液及血管活性药物,以迅速纠正休克,注意观察心功能状况,避免发生急性肺水肿;②给予吸氧;③患者可因出血导致循环衰竭,应做好交叉配血、备血及其他的输血准备工作;④备好抢救药品及物品。

4. 体液过多的护理 注意控制补液量和补液速度,按"量出为入,宁少勿多"的原则输入液体,出现高血容量综合征时应减慢输液速度或停止输液,遵医嘱给予利尿、导泻等处理,如发生急性肾衰竭时给予相应的护理,对需要透析治疗的患者,配合做好透析护理。

(四) 用药护理

遵医嘱使用抗病毒药物、止血药物,并给予抗休克、抗 DIC 等治疗,注意观察药物疗效和不良反应。

(五) 心理护理

给患者和家属介绍疾病相关知识并告知病情变化。细心倾听患者的诉说,并尽力满足其需求。多与患者沟通,给予关爱和支持,减轻患者心理压力,增强战胜疾病信心。

六、健康指导

1. 疾病知识指导 向患者及家人讲解本病的特点、临床经过规律、并发症的表现、休息和饮食的重要性及要求。禁用对肾有损害的药物,正确认识疾病。由于肾功能完全恢复需较长时间,患者出院后,虽然临床症状已经消失,但仍应休息1~3个月。休息期间生活要有规律,保证足够睡眠,避免劳累,加强营养,并定期复查血压及肾功能,若有异常,及时就诊。

2. 疾病预防指导 灭鼠和防鼠是预防本病的关键,大力宣传防鼠、灭鼠的重要性,推广各种有效的防鼠、灭鼠措施。在野外工作或疫区工作时应加强个人防护,按要求戴口罩,穿"五紧服",系好领口、袖口等,不直接用手接触鼠类及其排泄物,防止鼠类排泄物污染食物。重点人群可进行流行性出血热灭活疫苗接种。

考点:什么是预防本病的关键

七、护理评价

患者体温是否降至正常;组织灌注情况是否改善;症状体征是否好转;是否顺利渡过"五期",有无并发症发生。

> **小结**
>
> 流行性出血热是由流行性出血热病毒引起的急性传染病,鼠类为主要传染源。其基本病变为全身小血管的广泛性损伤。临床主要表现发热、出血、肾损害三大症状,分为发热期、低血压休克期、少尿期、多尿期、恢复期五期。重点评估发病前有无疫区居住史和与鼠类接触史;有无急起发热伴全身中毒症状;尤其应注意体温、血压、尿量的变化及血尿素氮、血清肌酐等检查结果。护理措施以对症护理、病情观察为重点。

自测题

A₁ 型题

1. 流行性出血热的基本病理变化是（ ）
   A. 病毒血症
   B. 单核-巨噬细胞系统增生
   C. 全身广泛性小血管损伤
   D. 出血
   E. 休克

2. 流行性出血热的主要传染源是（ ）
   A. 患者　　　　B. 病原携带者
   C. 猪　　　　　D. 鼠
   E. 螨

3. 流行性出血热患者病情开始好转的标志是（ ）
   A. 体温恢复正常　B. 休克纠正
   C. 尿量<1000ml/d　D. 尿量>2000ml/d
   E. 进入恢复期

4. 流行性出血热患者肾损害的早期标志是尿中出现（ ）
   A. 血尿　　　　B. 膜状物
   C. 大量蛋白　　D. 细胞
   E. 管型

5. 流行性出血热患者低血压休克期的主要护理诊断是（ ）
   A. 体温过高　　B. 组织灌注量不足
   C. 急性肾功能不全　D. 肺水肿
   E. 潜在性感染

A₃/A₄ 型题

(6、7 题共用题干)

患者,男,农民,因"发热、全身酸痛3天"入院。护理查体:体温39.1℃,呼吸22次/分,脉搏96次/分,血压120/74mmHg,急性病容,结膜充血,面、颈、胸部潮红,皮肤灼热,左腋下有搔抓样出血点,双肺无啰音,心率96次/分,律齐、无杂音。腹平软,肝脾未触及。尿蛋白(++),大便潜血(+)。

6. 护士提出该患者的护理诊断错误的是（ ）
   A. 体温过高　　B. 皮肤完整性受损
   C. 焦虑/恐惧　D. 潜在并发症:肺水肿
   E. 流行性出血热

7. 流行性出血热患者发热伴有四肢厥冷,降温可采用（ ）
   A. 大血管冷敷　B. 阿司匹林
   C. 温水擦浴　　D. 乙醇擦浴
   E. 大剂量退热剂

(李朝中)

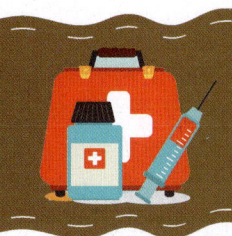

第八章 狂犬病患者的护理

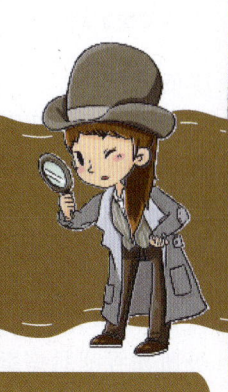

情境案例 8-1

患者唐某，男，66岁，农民，门诊医生按"狂犬病"收住院。家属代述：患者3个月前杀犬时手指被骨头划破出血，未接种疫苗，昨天开始出现怕风，喝水时感到咽部发紧，呼吸困难，汗多、流口水，村医说得了"狂犬病"转送至市传染病医院住院。体格检查：体温37.9℃，呼吸26次/分，脉搏107次/分，血压120/80mmHg，恐水、怕风、发作性咽肌痉挛、呼吸急促。家属因担心患者病情严重而反复问医生真是"狂犬病"吗？还能治吗？家属有危险吗？

狂犬病又名恐水病或疯狗病，是由狂犬病毒引起的以侵犯中枢神经系统为主的急性传染病，人兽共患，多见于犬、狼、猫等肉食动物，人多因被病兽咬伤而感染。临床表现为特有的恐水、怕风、咽肌痉挛、进行性瘫痪等（图8-1）。狂犬病是最凶险的病毒性疾病，一旦发病，死亡率为100%。

症状
发热、头痛、乏力、恶心、全身抽搐、极度恐惧，对水声、风等刺激非常敏感

狂犬病
- 又称恐水症
- 由狂犬病毒引起
- 人畜共患的中枢神经系统急性传染病

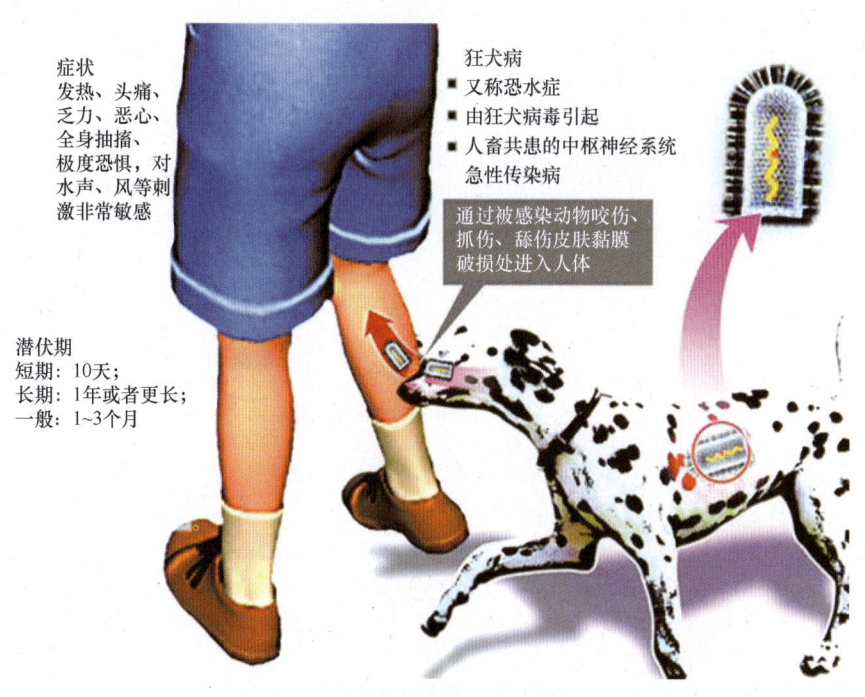

通过被感染动物咬伤、抓伤、舔伤皮肤黏膜破损处进入人体

潜伏期
短期：10天；
长期：1年或者更长；
一般：1~3个月

图8-1 狂犬病传染及发病示意图

一、概　　述

狂犬病毒属于弹状病毒科拉沙病毒属，单股负链RNA病毒，含有3种抗原。①包膜糖蛋白：可诱发宿主产生保护性的中和抗体，还能与乙酰胆碱受体结合，决定了狂犬病毒的嗜神经性。②核衣壳蛋白：为狂犬病毒的特异性抗原，可使机体产生无保护作用的补体结合抗体。③血凝素：可诱使机体产生血凝抑制抗体。狂犬病毒对外界抵抗力不强，易被紫外线、碘液、乙醇等灭活，但可耐

受低温。

狂犬病毒自皮肤或黏膜破损处入侵人体后,对神经组织有强大的亲和力,其致病过程可分为3个阶段。①局部组织内繁殖期:病毒自咬伤部位侵入后,先在伤口附近肌细胞内小量增殖,再侵入近处的末梢神经。②侵入中枢神经期:病毒由末梢神经向中枢神经做向心性扩散至脊髓的背根神经节并在此大量繁殖,然后侵入脊髓,到达脑部,主要侵犯脑干和小脑等处的神经元。③向各器官扩散期:病毒自中枢神经向周围神经呈离心性扩散,侵入各组织器官,以涎腺、舌部味蕾、嗅神经上皮等处病毒最多。由于迷走神经核、吞咽神经核及舌下神经核的受损,可发生呼吸肌和吞咽肌痉挛,临床上出现恐水、呼吸困难、吞咽困难等症状;交感神经受刺激,使唾液分泌和出汗增多;迷走神经节、交感神经节和心脏神经节受损,可引起患者心血管系统功能紊乱,甚至突然死亡。

狂犬病的主要病理变化是弥漫性脑脊髓炎,其特征性病变是在神经细胞质内可见嗜酸性包涵体,即内基小体,具有诊断意义。

考点:狂犬病毒主要侵犯的组织

二、护理评估

(一)流行病学资料

1. **传染源** 带狂犬病毒的动物是本病的传染源,主要是病犬,其次是患病的猫、猪、牛、马等家畜和蝙蝠、狼、狐狸等野生动物等。因狂犬病患者唾液中病毒含量很少而不成为传染源。一些貌似健康的犬或其他动物的唾液中也可带病毒,也能传播狂犬病(图8-2)。

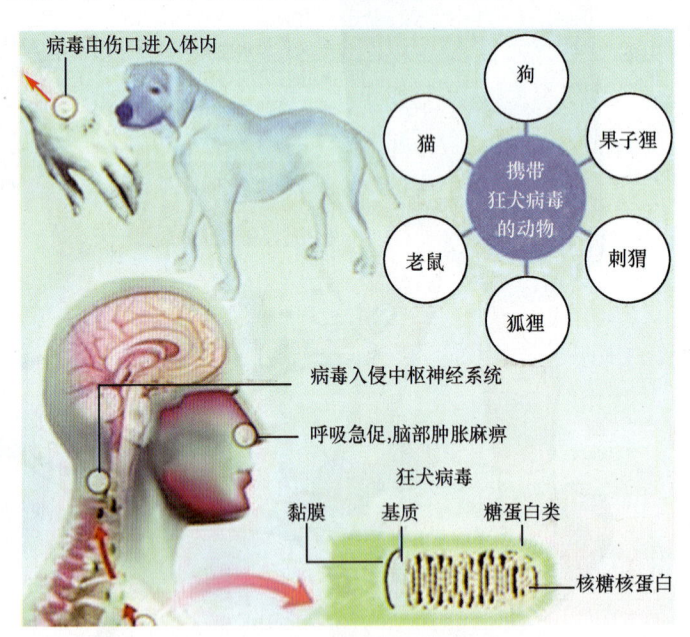

图8-2 狂犬病的传染源

2. **传播途径** 病毒主要通过被病兽咬伤传播,唾液中的病毒也可经伤口、抓伤、舔伤的黏膜和皮肤侵入(图8-3)。少数可在病犬、病猫等动物的宰杀及剥皮过程中感染。还可因为吸入蝙蝠群居洞穴中含有病毒的气溶胶而感染。器官移植也可传播狂犬病。

3. **易感人群** 人群普遍易感,兽医和动物饲养员尤其易感,人被病犬咬伤而未经预防接种者发病率为15%~20%。人被病兽咬伤后发病与否及潜伏期的长短与下列因素有关。

(1)咬伤的部位:咬伤头、面、颈、手指者发病较多,且潜伏期较短;咬伤在下肢者则相反。

(2) 咬伤的严重性：伤口大而深或有多处伤口者发病率高,且潜伏期较短。

(3) 局部处理情况：伤口及时彻底清洗者发病概率减少,且潜伏期较长。

(4) 是否接种疫苗：及时、全程、足量注射狂犬病疫苗及抗狂犬病血清或抗狂犬病免疫球蛋白者,发病极少。

(5) 受伤者、免疫功能低下者发病机会多。

4. 流行特征　狂犬病一年四季均有发病,以冬末春初2、3月发病最低,夏秋季较高,尤以7～11月发病最多。夏秋季发病较多可能与犬类处于发情期易伤人,天气较炎热,衣着单薄,容易暴露,且暴露后伤势较严重有关。

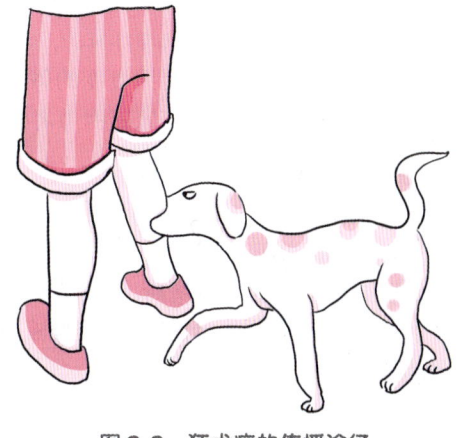

图8-3　狂犬病的传播途径

考点：狂犬病流行过程的3个基本环节

护考链接

狂犬病的传染源是(　　)　A. 狂犬病毒　B. 犬　C. 感染狂犬病毒的犬　D. 被疯犬咬伤的人　E. 狂犬病患者

点评：带狂犬病毒的动物是本病的传染源,主要是病犬。狂犬病患者唾液中病毒含量很少而不成为传染源。

(二) 身心状况

潜伏期长短不一,一般在3个月内,也有长达10年以上者,潜伏期长短与受伤者年龄(儿童较短)、受伤部位、受伤程度、进入机体的病毒数量和毒力等有关。

1. 躯体表现　典型临床经过可分为3期。

(1) 前驱期：在兴奋状态出现之前,大多数患者有低热、食欲缺乏、恶心、头痛、倦怠、周身不适等,酷似"感冒";继而出现恐惧不安,对声、光、风等刺激敏感,并有喉咙紧缩感。具有诊断意义的早期症状是已愈合的伤口及其附近出现麻、痒、痛及蚁走感等感觉异常。此期持续2～4日。

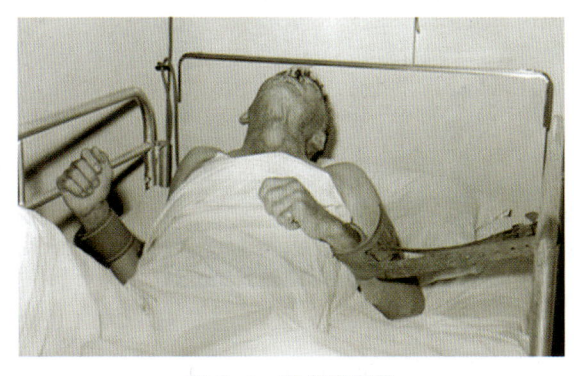

图8-4　狂犬病患者

(2) 兴奋期：患者逐渐进入高度兴奋状态,突出表现为极度恐怖、恐水、怕风、发作性咽肌痉挛、呼吸困难、体温高达38～40℃。患者一般神志清楚,少数患者出现精神失常、幻觉、幻听等。恐水为本病的特征性症状,最初表现为吞咽口水时出现咽部紧缩感,典型表现为患者渴极而不敢饮,饮水、看见水、听到水声或听人谈论水时即可引起咽肌严重痉挛。此外,风、光、声等刺激也可引起咽肌严重痉挛。严重时出现全身肌肉阵发性抽搐,可因呼吸肌痉挛致呼吸困难和发绀。患者可出现交感神经功能亢进症状：流涎、多汗、心率加快、血压升高等(图8-4)。本期持续1～3日。

(3) 麻痹期：痉挛停止,患者逐渐安静,但出现迟缓性瘫痪,尤以肢体软瘫为多见,由安静进入昏迷状态。呼吸浅而不规则,脉搏快而弱,最后因呼吸、循环衰竭而死亡。本期持续6～18小时。

狂犬病的整个病程一般不超过6日。此外,尚有以瘫痪为主要表现的"麻痹型"或"静型",该型患者无兴奋期及恐水现象,而以高热、头痛、呕吐、肢体软弱甚至瘫痪、共济失调、大小便失禁等为主。

最终因呼吸肌麻痹与延髓性麻痹而死亡。病程长达10日,吸血蝙蝠啮咬所致的狂犬病常属此型。

考点：狂犬病的典型症状与体征

2. 心理-社会状况　患者因极度的恐水怕风、咽肌及呼吸肌痉挛、进行性瘫痪等严重症状引起的痛苦而产生恐惧、绝望心理。家属因患者病情重、预后差而产生过分焦虑、悲观的情绪。

（三）辅助检查

1. 血、尿常规及脑脊液检查　白细胞总数正常或轻、中度增多,中性粒细胞占80%以上。尿常规检查可发现轻度蛋白尿,偶有透明管型。脑脊液压力可稍增高;细胞数稍增多,一般不超过200×10^6/L,主要为淋巴细胞;蛋白质轻度增高,糖及氯化物正常。

2. 病毒分离　取患者的唾液、脑脊液、皮肤或脑组织进行细胞接种或用乳小白鼠接种法分离出狂犬病毒可确诊。

3. 抗原检查　患者的唾液或脑脊液涂片、角膜印片或受伤部位皮肤或脑组织进行荧光免疫法检测抗原,阳性率达98%。

4. 核酸测定　取患者的唾液和皮肤组织采用PCR法测定RNA,阳性率较高。

5. 内基小体检查　取动物或患者死后脑组织作切片染色,找到内基小体可确诊,阳性率70%~80%。

6. 抗体检查　存活1周以上者做血清中和试验或补体结合试验检测抗体,效价上升者有诊断意义。血清中和抗体还可用作评价疫苗免疫力的指标。

（四）治疗要点

目前尚无特效治疗方法,以对症、支持等综合治疗为主。

1. 隔离治疗　采用单室严密隔离,防止唾液污染,保持安静,尽量避免水、风、声、光刺激。

2. 对症支持治疗　加强监护,给予镇静、解痉、吸氧,必要时行气管切开,纠正水、电解质和酸碱平衡紊乱,积极治疗心率失常。有脑水肿者给予甘露醇及呋塞米等脱水剂。

情境案例 8-1 临床诊断分析

患者为狂犬病。依据：①患者3个月前杀犬时有手指被划破病史,当时未对伤口进行清洗,未接种疫苗；②有狂犬病的典型症状：恐水、怕风、咽肌痉挛、呼吸困难,伴有多汗、流涎。

三、护理诊断及合作性问题

1. 皮肤完整性受损　与病犬、病猫等咬伤或抓伤有关。
2. 有暴力行为的危险　与患者高度兴奋、狂躁有关。
3. 气体交换受损　与中枢神经系统受损和呼吸肌痉挛有关。
4. 体液不足　与咽肌痉挛致饮水、进食困难及多汗有关。
5. 恐惧　与预感生命危险、恐水、怕风有关。

四、护理目标

患者无受伤及伤害他人现象；能维持正常的呼吸型态；体液充足,水、电解质平衡。

五、护理措施

（一）一般护理

1. 接触隔离,专人护理　将患者安置在单人病室,安静卧床休息,并悬挂深色窗帘避光。避免声、光、风、水等不必要的刺激,各项治疗及护理操作应简化,并在使用镇静后集中进行。躁动不安者加床档或适当约束,防止外伤或伤及他人。医护人员须戴口罩及手套、穿隔离衣。患者的分泌物、排泄物及其污染物,均须严格消毒。

2. 保持呼吸道通畅　及时清除口腔及呼吸道分泌物。遵医嘱给氧。备好急救药品及器械,必要时进行气管插管、气管切开,使用人工呼吸机。

3. 饮食护理　给鼻饲高热量流质饮食,必要时静脉输液,维持水、电解质平衡。

（二）病情观察

观察生命体征，记录24小时出入量；观察患者恐水、怕风、吞咽困难情况；是否抽搐及发作情况，有无呼吸、循环衰竭及进展。发现异常及时报告医生，并积极配合治疗。

（三）用药护理

遵医嘱使用镇静药物如氯丙嗪、地西泮，脱水剂如甘露醇及呋塞米等，注意观察药物效果。

（四）心理护理

狂犬病患者大多神志清醒，极度恐惧、狂躁，医护人员应关心患者，使用安慰性语言，使患者获得安全感，积极配合治疗与护理。

六、健康指导

1. 疾病知识指导　向患者及家属介绍该病发病原因、发病特点及临床经过、预防的重要性、伤口的处理方法等。保持安静，避免声、光、风、水等一切刺激。①向患者及家属进行健康教育，加强狂犬病预防知识的宣教。②严格管理家犬、猫等动物，采取管、免、灭相结合的综合性措施，可疑病兽立即捕杀并烧毁或深埋。③被病犬咬伤后及时、彻底清洗伤口，并注射狂犬病疫苗，能有效降低狂犬病的发病率。④注射狂犬病疫苗后忌油腻、辛辣等刺激性食物，禁酒，多吃一些富含维生素的水果和蔬菜。生活规律，不要过于疲惫。

2. 疾病预防指导

（1）伤口处理：就地、立即、彻底冲洗处理伤口是决定抢救成败的关键。用20%肥皂水或0.1%的苯扎溴铵（新洁尔灭），反复冲洗至少30分钟，两者不可合用，对较深的伤口可用注射器或插入导管对伤口深部行灌注冲洗，然后用70%～75%的乙醇和2%碘酒消毒伤口，伤口不宜缝合，严禁包扎，以利排血引流。如伤及大血管或撕裂较大时，应在彻底清洗伤口的前提下稀疏缝合，在伤口周围用足量抗狂犬病血清浸润注射，并注射狂犬病疫苗，必要时，应用破伤风抗毒素及抗生素。伤者被动物撕裂的衣服应及时更换并煮沸消毒，以防止再接触皮肤和黏膜发生"非咬伤性接触感染"（图8-5）。

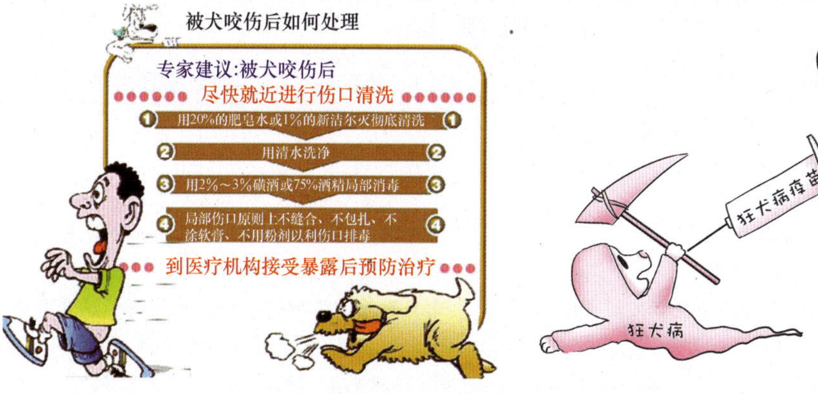

图8-5　狂犬病的预防措施

护考链接

患者，男，8岁。因"被家养的宠物犬咬伤小腿伴流血"来诊。作为护士对伤口进行紧急处理，以下哪项错误（　　）　A. 用20%肥皂水清洗伤口　B. 用0.1%的新洁尔灭清洗伤口　C. 冲洗后用75%的乙醇涂擦　D. 冲洗后立即缝合伤口止血　E. 伤口周围及底部注射抗狂犬病血清

点评：被疑为狂犬病的动物咬伤、抓伤后，伤口立即用20%肥皂水或0.1%的新洁尔灭彻底清洗至少30分钟，伤口不宜缝合、包扎，以利排血引流、去除犬涎。

（2）预防接种

1）主动免疫：①被疑为狂犬病的动物咬伤、抓伤后，应立即全程预防接种狂犬病疫苗5次，按0、3、7、14、28天各注射狂犬病疫苗2ml，儿童剂量相同。严重咬伤者全程注射10次，即0、1、2、3、4、5、10、14、30、90天各注射一针。②高危人群如接触狂犬病的工作人员、兽医、山洞探险者、动物管理人

员，也应做疫苗接种，按0、7、21天每次注射1ml，共3次，1~3年加强一次。

2) 被动免疫：咬伤部位为头、面、颈部或咬伤严重者，应在伤口底部及周围局部浸润注射抗狂犬病免疫血清(成人剂量20ml)半量，另一半剂量做肌内注射(血清试验阳性者，可改行脱敏注射)，或一次性肌内注射免疫球蛋白20μg/kg。

考点： 病犬咬伤后伤口的处理方法及预防接种

临床链接

注射狂犬病疫苗的注意事项：

(1) 出现下列情况之一狂犬病疫苗首次剂量应加倍：①1个月前注射过免疫球蛋白或抗血清者；②接受免疫抑制剂(含抗疟药物)治疗者或老年人及慢性病患者；③先天性或获得性免疫缺陷患者；④受伤后48小时或更长时间后才注射疫苗者。

(2) 注射狂犬病疫苗后忌油腻、辛辣等刺激性食物，禁酒，多吃一些富含维生素的水果和蔬菜。生活规律，不要过于疲惫。

七、护理评价

患者及家属是否懂得狂犬病的相关知识，能否积极配合治疗和护理；患者兴奋症状是否减轻，恐惧感是否缓解；水、电解质及酸碱平衡紊乱是否已纠正。

小结

狂犬病是由狂犬病毒引起的一种人畜共患的中枢神经系统急性传染病，又称恐水病或疯犬病。狂犬病毒主要在动物间传播。人多因被狂犬、病猫或野生动物咬伤或抓伤，动物咬人时牙齿上带的唾液中的狂犬病毒侵入人体而感染。临床上以恐水、怕风、咽肌痉挛、兴奋狂躁或进行性瘫痪为特征。狂犬病一旦发病，其进展速度很快，一般不超过6日，目前尚无有效的治疗方法，病死率为100%。护理工作重点是加强狂犬病的宣传教育，管理好传染源，做好伤口的处理及疫苗接种工作。

自测题

A₁型题

1. 狂犬病毒对什么组织有强大的亲和力（　）
   A. 结缔组织　B. 神经组织　C. 淋巴组织
   D. 胶原组织　E. 皮肤、黏膜

2. 狂犬病的最主要传播途径是（　）
   A. 病犬唾液接触皮肤和黏膜
   B. 在病犬、病猫等动物的宰杀及剥皮过程中感染
   C. 器官移植传播狂犬病
   D. 被病兽咬伤传播
   E. 因为吸入蝙蝠群居洞穴中含有病毒的气溶胶而感染

3. 下列哪项不是狂犬病的常见传染源（　）
   A. 狂犬病患者　B. 病犬　C. 病猫
   D. 狐狸　E. 蝙蝠

4. 被病兽咬伤后是否发病与下列哪项因素无关（　）
   A. 局部处理情况　B. 咬伤部位
   C. 受伤季节　D. 机体的免疫力
   E. 及时、全程、足量注射狂犬病疫苗

5. 狂犬病的死亡原因最主要是（　）
   A. 脑水肿　B. 感染性休克　C. 肝衰竭

D. 肾衰竭　E. 呼吸、循环衰竭

A₃/A₄型题

(6、7题共用题干)

患者唐某，女，43岁，农民，门诊医生按"狂犬病"收住院。患者家属代述：患者1个月前被流浪犬咬伤手指，未清洗伤口，未接种疫苗。3天前已愈合的伤口及其附近出现麻、痒、痛及蚁走感等感觉异常。昨天开始出现怕风，喝水时感到咽部发紧，呼吸困难，伴有多汗、流口水。入院后确诊为"狂犬病"。

6. 对狂犬病患者进行治疗和护理时，下列做法错误的是（　）
   A. 医务人员接触患者时，应戴口罩和橡皮手套
   B. 保持病室安静，挂窗帘
   C. 单间病室，严密隔离
   D. 输液时不必用布袋把液体罩住，方便患者观察输液量
   E. 随时做好抢救准备工作，准备好气管切开用物等物品

7. 狂犬病的潜伏期一般在（　）
   A. 10年以上　B. 7天内　C. 3个月内
   D. 1个月内　E. 1年以上

(蒋建刚)

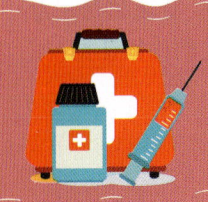

第九章 人禽流感患者的护理

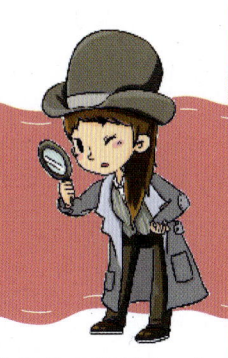

人禽流感是由甲型流感病毒引起的人类急性呼吸道传染病,又称"人感染高致病性禽流感"。主要表现为发热、流涕、鼻塞、咳嗽、咽痛、头痛、肌肉酸痛和全身不适。部分患者可有恶心、腹痛、腹泻、稀水样便等消化道症状。重症患者可出现急性肺损伤、急性呼吸窘迫综合征(ARDS)、肺出血、多器官功能衰竭等多种并发症。

一、概　述

禽流感病毒属正黏性病毒科甲(A)型流感病毒属,为分节段单股负链RNA病毒。禽甲型流感病毒呈多形性,有囊膜。依据其外膜血凝素(H)和神经氨酸酶(N)蛋白抗原性的不同,目前可分为16个H亚型(H1~H16)和9个N亚型(N1~N9)。其中的H5和H7亚型毒株(H5N1和H7N7为代表)能引起严重的禽类疾病,称为高致病性禽流感。禽甲型流感病毒除感染禽外,还可感染人、猪、马、水貂和海洋哺乳动物。目前,已证实感染人的禽流感病毒亚型为H5N1、H9N2、H7N7、H7N2、H7N9等。其中感染H5N1的患者病情重,病死率高。人类对大多数H和N亚型没有免疫力,因此,禽流感病毒具有启动人类新的流感大流行的潜在威胁(图9-1)。

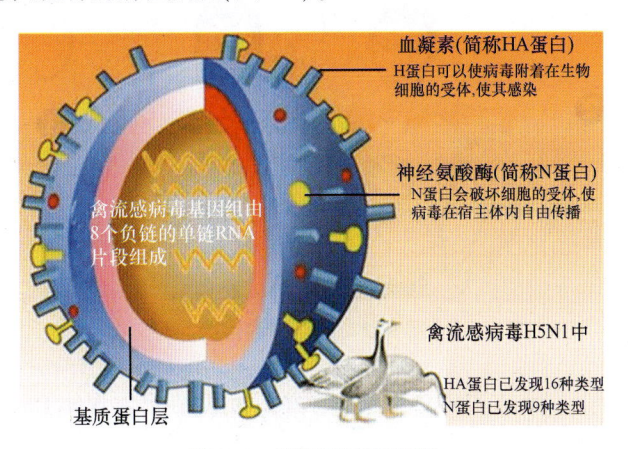

图9-1　禽流感病毒模型

禽流感病毒对有机溶剂、常用消毒剂均较敏感。加热65℃ 30分钟或煮沸100℃ 2分钟以上可灭活。但对低温抵抗力较强,病毒在较低温度粪便中可存活1周,在4℃水中可存活1个月;对酸性环境有一定抵抗力。裸露的病毒在阳光直射下40~80小时即可灭活,如果用紫外线直接照射,可迅速破坏其活性。

人禽流感的发病机制与普通流感的发病机制基本一致,但支气管黏膜严重坏死,肺泡内大量淋巴细胞浸润,有肺透明膜形成。

二、护理评估

(一)流行病学资料

1. **传染源**　主要为患禽流感或携带禽流感病毒的鸡、鸭、鹅等禽类,鸡为主要传染源。野禽的迁徒在禽流感的自然传播中起着非常重要的作用。尚未证实人禽流感患者能作为传染源。

2. **传播途径**　主要经呼吸道传播，也可通过密切接触感染家禽的分泌物、排泄物、血液和受病毒污染的物品及水等被感染，直接接触病毒毒株也可被感染。目前尚无人与人之间传播的确切证据(图9-2)。

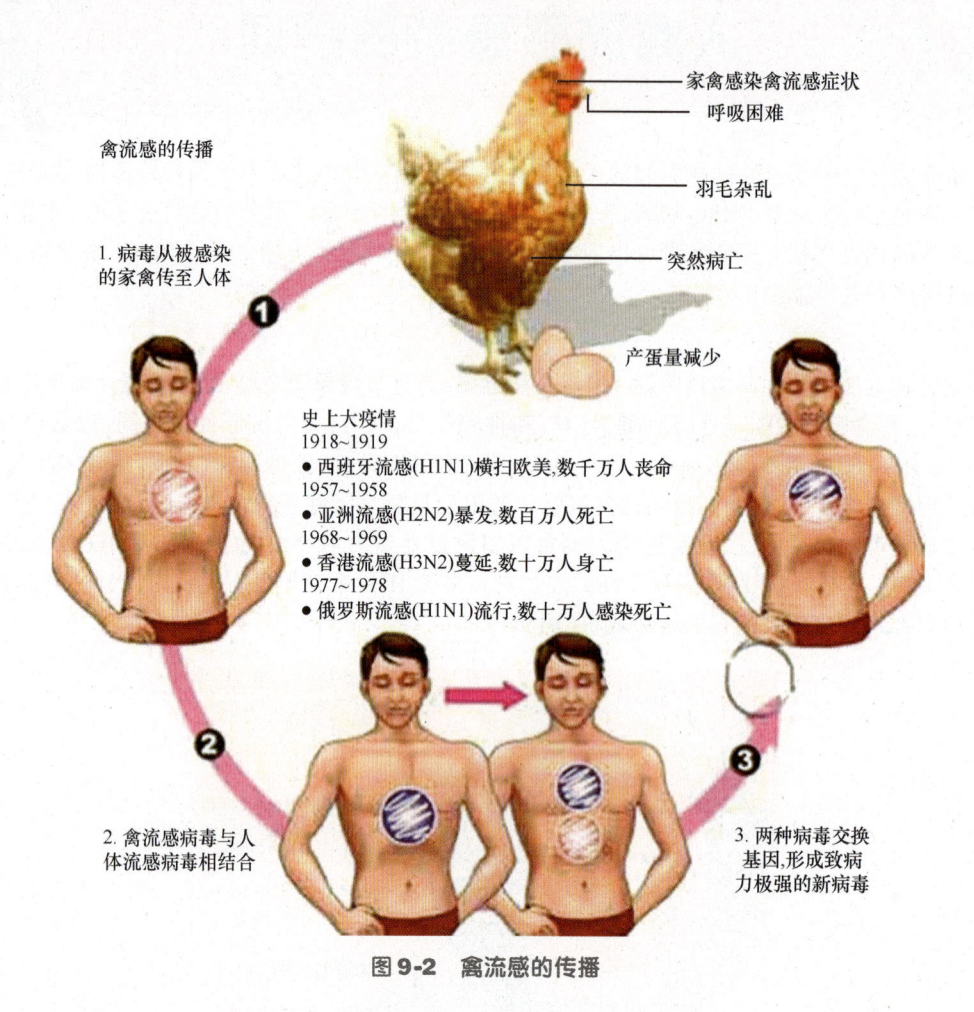

图9-2　禽流感的传播

3. **人群易感性**　一般认为，人类对禽流感病毒并不易感，在已发现的H5N1感染病例中，13岁以下儿童所占比例较高，病情较重。

高危人群：从事家禽养殖业者及其同地居住的家属；在发病前1周内到过家禽饲养、销售及宰杀等场所者；接触禽流感病毒感染材料的实验室工作人员；与禽流感患者有密切接触的人员等。

4. **流行特征**　人禽流感病毒感染与鸡禽流感流行地区一致，通常呈散发性。禽流感病毒H5N1株变异迅速，一旦与人流感病毒发生基因重组，可以转变为在人与人之间传播的全新流感病毒，人体对此种流感病毒缺乏免疫力，可以造成极大的危害。

考点：禽流感的传染源和主要传播途径；禽流感的高危人群

(二) 身心状况

潜伏期1~7天，通常为3天左右。

1. 症状

(1) 感染H9N2亚型的患者通常仅有轻微的上呼吸道感染症状。

(2) 感染H7N7亚型的患者常表现为结膜炎。

(3) 重症患者一般均为 H5N1 亚型病毒感染。起病急,早期表现类似普通型流感,主要表现为发热,可伴鼻涕、鼻塞、咳嗽、咽痛、头痛、肌肉酸痛和全身不适,体温大多持续在39℃以上,热程1～7天,常在发病1～5天后出现呼吸急促及明显的肺炎表现。多数病情发展迅速,发病1周内很快进展为呼吸窘迫,出现呼吸衰竭,即使接受辅助通气治疗,大多数病例仍然死亡。

2. 体征　轻者可无明显体征,或有面颊潮红、眼结膜、口咽部充血红肿。重者肺部出现实变体征。

3. 并发症　重者可出现肺炎、肺出血、胸腔积液、全血细胞减少、肾衰竭、败血症、感染性休克及Reye综合征等多种并发症。

4. 心理-社会状况　患者因发热、全身酸痛等可出现情绪低落。病情加重,可有精神紧张、焦虑。因被强行隔离或出现并发症时,可有恐惧、悲观、绝望等心理反应。

考点：禽流感重症患者的表现

（三）辅助检查

1. 血液检查　白细胞总数正常或降低,重症患者多有白细胞总数及淋巴细胞减少,并有血小板降低。

2. 病毒抗原及基因检测　呼吸道标本采用免疫荧光法(或 ELISA)检测甲型流感病毒核蛋白抗原(NP)或基质蛋白(M1)、禽流感病毒 H 亚型抗原。还可采用 RT-PCR 法检测禽流感病毒特异性 H 抗原基因。病毒抗原及基因检测是疑似诊断、确定诊断的重要依据。

3. 血清学检查　发病初期和恢复期双份血清禽流感亚型毒株抗体滴度4倍或以上升高,有助于回顾性诊断。

4. 病毒分离　从患者呼吸道标本中(如鼻咽分泌物、口腔含漱液、气管吸出物或呼吸道上皮细胞)分离禽流感病毒,是确定诊断的重要依据。

5. X线胸部检查　H5N1 亚型病毒感染者可出现肺部浸润,重症患者可见单侧或双侧肺炎,少数患者可合并胸腔积液。

（四）治疗要点

1. 对症治疗　可应用解热药、缓解鼻黏膜充血药、止咳祛痰药等。

2. 抗病毒治疗　早期试用抗流感病毒药物奥司他韦(达菲)。金刚烷胺和金刚乙胺可抑制禽流感病毒株的复制,早期应用可能有助于阻止病情发展,减轻病情,改善预后。

3. 支持治疗和预防并发症　注意休息,多饮水,增加营养,监测并预防并发症。抗菌药物应在明确继发细菌感染时使用。

4. 其他　重症患者应当送入 ICU 病房进行救治。低氧血症的患者经常规氧疗不能纠正,应及时进行机械通气治疗,加强呼吸道管理,防止相关并发症和交叉感染。

三、护理诊断与合作性问题

1. 体温过高　与病毒感染或继发细菌感染引起体温调节中枢失调有关。
2. 气体交换受损　与肺部感染引起的呼吸面积减少有关。
3. 焦虑　与隔离治疗、病情加重、担心预后有关。
4. 潜在并发症　肺炎、肺出血、胸腔积液、全血细胞减少、肾衰竭、败血症、感染性休克、Reye综合征。

四、护理目标

患者症状减轻;体温下降,流涕、咳嗽、咽痛、肌肉酸痛和全身不适等表现消失,患者舒适度增加;无并发症。

五、护理措施

（一）一般护理

1. **隔离** 宜安置患者在单人房间，严格执行呼吸道隔离，做好消毒工作。隔离一周或至主要症状消失。
2. **休息与饮食** 急性期卧床休息，取舒适体位，协助患者做好生活护理。给予高热量、高维生素、低脂肪、适量蛋白等易消化的流质或半流质饮食，补充足够的水分，必要时静脉输液。保持病室整洁，温湿度适宜，创造良好的休息环境。

（二）病情观察

注意观察生命体征、上呼吸道感染症状、消化道症状。重症患者观察呼吸衰竭及多器官功能衰竭表现、肺部体征、血气分析等。

（三）对症护理

1. **高热** 嘱患者卧床休息，监测体温，可用冰袋冷敷、温水或乙醇擦浴等物理方法降温，必要时遵医嘱应用药物降温。
2. **并发肺炎等多器官功能衰竭** 协助患者取半卧位，予以吸氧，湿化气道，协助咳嗽、吸痰，出现呼吸衰竭时及早应用机械通气等。出现其他器官功能衰竭时按相应对症护理。

（四）用药护理

注意观察药物疗效及不良反应，金刚烷胺、奥司他韦均应及早用药，发病48小时（尤其24小时）内用药较佳。金刚烷胺的不良反应主要有头晕、失眠、共济失调等神经精神症状，老年人慎用，孕妇及癫痫患者禁用。1岁以下儿童不推荐使用奥司他韦。儿童忌服含阿司匹林成分的药物，以避免产生Reye综合征。

（五）心理护理

护士应向患者及家属解释疾病的特点、隔离的意义和预后，消除思想顾虑，增强治疗的信心，积极配合治疗与护理。

六、健康指导

（一）疾病预防指导

健康的生活方式非常重要，应勤洗手，养成良好的个人卫生习惯。保持室内清洁，每天开窗换气2次，每次至少10分钟，尽量少去空气不流通的场所。注意饮食卫生，进食禽肉、蛋类要彻底煮熟，加工、保存食物时要注意生、熟分开。不喝生水，不生食禽肉和内脏，解剖家禽、家畜及其制品后要彻底洗手。普通人群尤其是儿童应避免密切接触家禽和野禽。密切接触者可试用抗流感病毒药物或按中医药辨证施治（图9-3）。

（二）疾病防疫指导

1. **加强监控** 加强对禽类的监测，一旦发现高致病性禽流感，要严格执行封锁、隔离、消毒、捕杀病禽等措施。将原发疫区和周围禽场严格隔离；捕杀发病场所所有的禽群；清除被捕杀的家禽、禽产品、废弃杂物、粪便、饲料及设备，然后对整个禽场进行彻底清洗、消毒；饲养过病禽的房舍经过充分清洗、消毒后，要空舍30天以上，经严格检查合格，才允许恢复生产。禽流感流行时与禽类密切接触者应进行医学观察7天。
2. **预防指导** 注意个人防护并尽可能减少与禽、鸟类的不必要接触，尤其是与病、死禽类的接触。对疑似病例和确诊病例的密切接触者应进行医学观察。

●第九章 人禽流感患者的护理

3. 宣传教育 进行禽流感疾病知识教育,如疾病过程、主要治疗方法、预后等,减轻患者对疾病的恐惧心理,积极配合治疗。

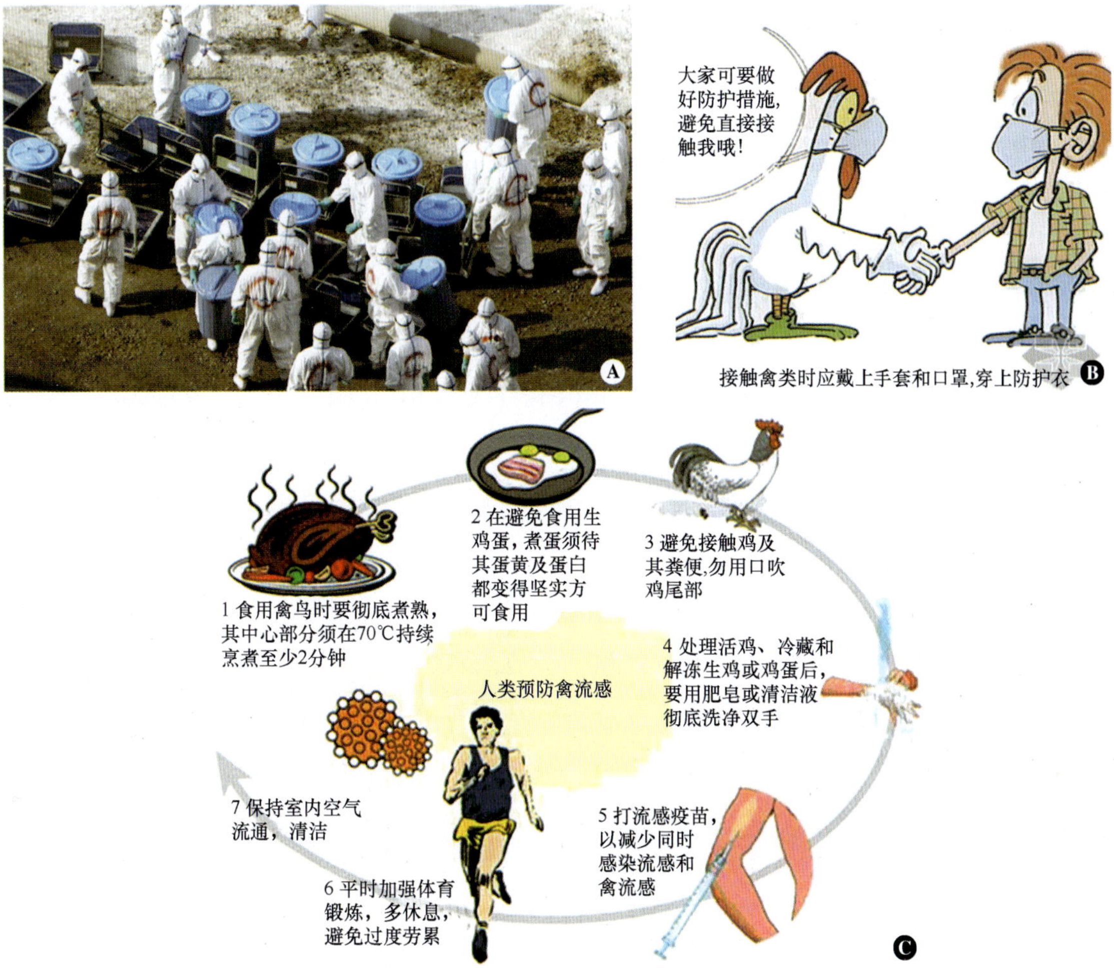

接触禽类时应戴上手套和口罩,穿上防护衣

1 食用禽鸟时要彻底煮熟,其中心部分须在70℃持续烹煮至少2分钟

2 在避免食用生鸡蛋,煮蛋须待其蛋黄及蛋白都变得坚实方可食用

3 避免接触鸡及其粪便,勿用口吹鸡尾部

4 处理活鸡、冷藏和解冻生鸡或鸡蛋后,要用肥皂或清洁液彻底洗净双手

5 打流感疫苗,以减少同时感染流感和禽流感

6 平时加强体育锻炼,多休息,避免过度劳累

7 保持室内空气流通、清洁

人类预防禽流感

图 9-3 禽流感预防措施

七、护理评价

患者的发热、咳嗽、流涕、咽痛、肌肉酸痛症状是否缓解或消失;呼吸困难、呼吸衰竭是否有效控制。

> **小结**
>
> 人禽流感是由甲型流感病毒引起的人类急性呼吸道传染病,又称"人感染高致病性禽流感"。主要表现为发热、流涕、鼻塞、咳嗽、咽痛、头痛、肌肉酸痛和全身不适。重症患者可出现急性肺损伤、急性呼吸窘迫综合征(ARDS)、肺出血、多器官功能衰竭等多种并发症。鸡为主要传染源,病毒经呼吸道传播,也可通过密切接触感染家禽的分泌物、排泄物、血液和受病毒污染的物品和水等被感染。治疗上早期应用抗流感病毒药物奥司他韦(达菲)。护理工作的重点是做好呼吸道隔离、病情观察和对症护理。

自测题

A₁型题

1. 发现"不明原因肺炎病例"时,应主动询问(　　)

A. 野生动物接触史
B. 病死禽类接触史

55

C. 高危职业史(禽类从业人员、实验员、医务人员)
D. 周围有无相似病例
E. 以上都是

2. 不明原因肺炎病例的定义中,"有流行病学相关性"是指( )
   A. 共同居住、生活、工作
   B. 暴露于同一环境
   C. 有过密切接触者
   D. 疾控人员认为有流行病学相关的其他情况
   E. 以上均对

3. 引起高致病性禽流感病毒亚型且病情重的是( )
   A. H5N1   B. H7N7
   C. H9N2   D. H9N1
   E. H7N2

4. 人患禽流感的最长潜伏期为( )
   A. 1天   B. 14天
   C. 9天   D. 7天以内
   E. 3天

5. 影响人禽流感预后的主要因素是( )
   A. 早期使用抗生素   B. 出现异常淋巴细胞
   C. 禽流感病毒株的亚型   D. 白细胞增高
   E. 对症治疗结果

A₃/A₄型题

(6~8题共用题干)

男,43岁,家庭养殖场所有者,不明原因发热,测体温39.4℃,伴有咳嗽、咽痛、头痛、肌肉酸痛和全身不适。发病后有轻度腹痛、腹泻。辅助检查:免疫荧光法检测甲型流感病毒核蛋白抗原(+)。

6. 该患者的疑似诊断可能是( )
   A. 普通感冒   B. 急性胃肠炎
   C. 人禽流感   D. 急性咽炎
   E. 以上均不对

7. 该患者抗病毒治疗首选( )
   A. 利巴韦林   B. 泛昔洛韦
   C. 金刚烷胺   D. 达菲
   E. 金刚乙胺

8. 人禽流感患者的密切接触者需医学观察多少天( )
   A. 3天   B. 7天
   C. 10天   D. 14天
   E. 21天

(颜 萍)

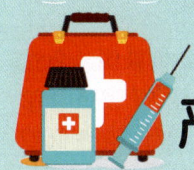

第十章 严重急性呼吸综合征患者的护理

严重急性呼吸综合征(SARS)是一种由冠状病毒(SARS-COV)引起的急性呼吸道传染病，又称传染性非典型肺炎。临床上以发热、乏力、头痛、肌肉关节酸痛等全身症状和干咳、胸闷、呼吸困难等呼吸道症状为主要表现。严重者出现明显的呼吸困难，并可迅速发展为急性呼吸窘迫综合征(ARDS)，如抢救措施不及时，可导致死亡。

一、概述

SARS相关冠状病毒属于冠状病毒科，是一种单股正链RNA病毒。病毒直径80~140nm，外形呈日冕状。SARS病毒特异性IgM和IgG抗体起病后10~14天出现。IgG抗体可能是保护性抗体。SARS病毒对外界的抵抗力较强，在干燥塑料表面可活4天，尿液中1天，腹泻患者粪便中4天以上。病毒对温度敏感，56℃ 90分钟、75℃ 30分钟灭活，紫外线照射60分钟，常用消毒剂如75%乙醇5分钟、10%次氯酸钠5分钟、10%甲醛、含碘消毒剂、过氧化物消毒剂均可灭活病毒。

> **临床链接**
>
> "SARS"的发现及研究：SARS疫情出现后，WHO于2003年3月17日建立了全球的网络实验室。经过中国、德国、加拿大、法国、美国、日本、荷兰、英国和新加坡9个国家的13个实验室的科学家的努力，WHO于2003年4月16日在日内瓦正式确认一种新的冠状病毒是引起SARS的病原体，并命名为SARS冠状病毒，这种引起传染性非典型肺炎的冠状病毒此前从未在人类发现过。
>
> 在我国传染病防治法中，SARA属于乙类传染病，但按照甲类传染病管理(图10-1)。

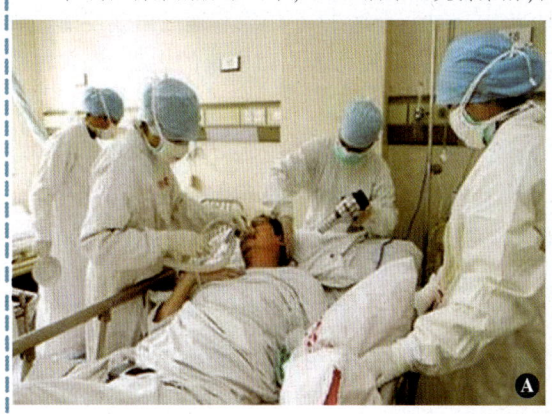

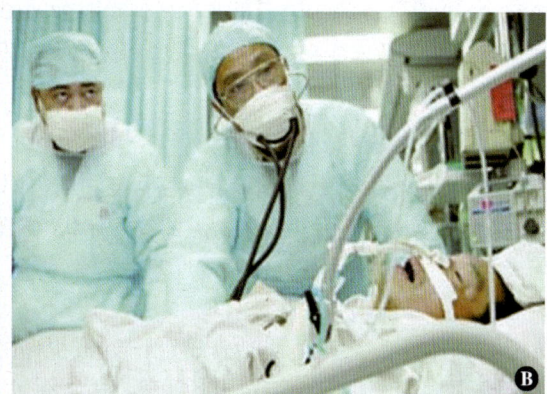

图10-1 SARS患者

SARS的发病机制尚不清楚。起病早期可出现病毒血症，患者发病期间淋巴细胞减少，$CD4^+$和$CD8^+$淋巴细胞均明显下降，表明细胞免疫可能受损，且临床上应用皮质类固醇激素可改善肺部炎症反应，故目前认为病毒感染诱导的免疫损伤是本病发病的主要原因。

肺部病理改变明显，双肺明显膨胀，镜下可见弥漫性肺泡损伤，有肺水肿及透明膜形成；可见小血管内微血栓和肺出血、散在的小叶性肺炎、肺泡上皮脱落、增生等病变。病程第3周后有肺泡内机化及肺间质纤维化，形成肺泡纤维闭塞。肺门淋巴结多充血、出血及淋巴组织减少等。

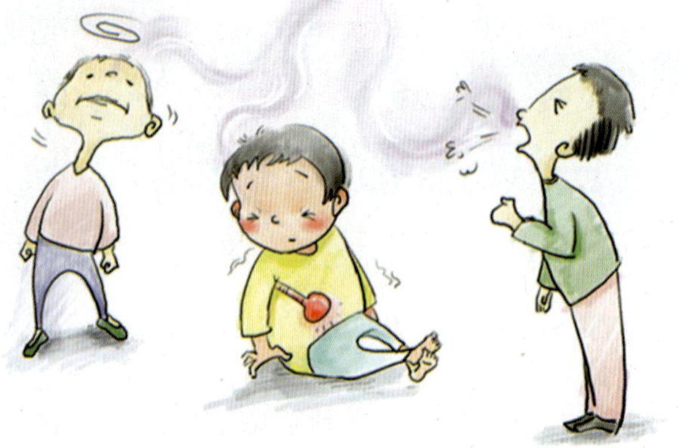

图 10-2　SARS 传播途径

二、护理评估

（一）流行病学资料

1. 传染源　患者为主要传染源。急性期患者及重症患者症状明显，呼吸道分泌物多，传染性强。潜伏期患者传染性低或无传染性。

2. 传播途径　短距离飞沫传播是本病的主要传播途径（图 10-2）。患者在咳嗽、打喷嚏或大声讲话形成的气溶胶飞沫在空气中停留时间短，故仅造成近距离传播。另外，通过密切接触患者的呼吸道分泌物、消化道排泄物或其他体液，或接触患者的物品等，均可导致感染。

> **临床链接**
>
> SARS 于 2002 年 11 月首先在我国广东省佛山市被发现，随后在广东河源、中山、顺德、广州等地区出现暴发流行。随后蔓延到山西、北京、内蒙古、天津、河北等地。2003 年 2 月下旬开始中国香港出现本病流行，并迅速波及越南、加拿大、新加坡、中国台湾等地。本次流行终止后累计患者总数为我国 5327 例，全球 8422 例。医务人员发病 1725 例，约占全球总发病例数 20%。

考点：SARS 的传播途径

3. 易感人群　人群普遍易感。发病者以青壮年居多。患者家庭成员和收治患者的医务人员属高危人群。病后可获得一定程度的免疫力。

4. 流行特征　2002 年 11 月首先在我国广东佛山市出现第一例 SARS 患者，2003 年 1 月底在广州流行，2～3 月达高峰。随后迅速蔓延到我国 24 个省、市、自治区，全球 33 个国家和地区出现疫情。该次流行发生于冬末春初。有明显家庭和医院聚集发病现象。主要流行于人口密集的大都市，农村发病甚少。

（二）身心状况

1. 症状　起病急，起病前有疫区居住史或与同类患者密切接触史，潜伏期约 2 周（2～14 天）。

（1）全身症状：发热为最常见的首发症状，伴畏寒、寒战、头痛、全身肌肉关节酸痛、明显乏力等。但老年、体弱、有慢性基础疾病或近期手术者，不以发热为首发症状。部分患者有腹泻，严重病例可出现心、肝、肾功能损害的临床表现。

（2）呼吸系统症状：早期表现为干咳，或少许白痰，偶见血痰。随病情加重，逐渐出现胸闷、气促，甚至出现明显呼吸窘迫症状，即使吸氧亦无法缓解。

2. 体征　早期肺部体征不明显，与胸部 X 线表现不一致，往往胸部 X 线示两肺广泛性病变，但胸部体检仍无异常发现，部分患者肺部可闻及少许干、湿性啰音，或有肺实变体征。

3. 心理-社会状况　本病传染性强，病情进展快，缺乏特效治疗手段，重症患者病死率高，患者及家属易出现精神紧张、焦虑、孤独，甚至恐惧、悲观等心理反应。

考点：SARS 的潜伏期和典型表现

（三）辅助检查

1. 血常规　早期白细胞总数不高或降低，中性粒细胞可增多。晚期合并细菌感染时，白细胞总数可增高，部分患者血小板可减少。重症患者白细胞总数减少，T 淋巴细胞亚群中 $CD3^+$、$CD4^+$、$CD8^+$

均减少,以 CD4$^+$减少明显。

2. **血生化检查** 多数患者出现肝功能异常,谷丙转氨酶(ALT)、乳酸脱氢酶(LDH)、肌酸激酶(CK)升高。少数患者血清白蛋白降低。肾功能及血清电解质大多正常。

3. **血气分析** 部分患者出现低氧血症和呼吸性碱中毒,重者出现 1 型呼吸衰竭。

4. **病原学和血清学检测** 采集患者呼吸道分泌物、血液进行培养分离病毒或双份血清进行 SARS 冠状病毒及其特异性抗体检测,有助于诊断。

5. **肺部影像学检查** 肺部可见不同程度的斑片状或网状浸润性阴影,短期内增多,进展迅速,常为双侧改变。阴影吸收消散较慢。患者肺部阴影改变程度和范围可与临床症状体征不相平行。

(四)治疗要点

(1) 对症治疗:高热者给予冰敷、乙醇擦浴等物理降温措施,全身酸痛明显者可使用解热镇痛药。咳嗽、咳痰者给予镇咳、祛痰药。有心、肝、肾等器官功能损害者应做相应的处理。气促明显、轻度低氧血症者应及早给予持续鼻导管或面罩吸氧,必要时机械辅助呼吸。

(2) 预防和治疗继发细菌感染。

(3) 抗病毒治疗:可早期使用利巴韦林、干扰素等抗病毒药物,但有争议。

(4) 糖皮质激素的应用,建议应用指征为:①有严重中毒症状,高热 3 日不退;②48 小时内肺部阴影进展超过 50%;③有急性肺损伤或出现急性呼吸窘迫综合征。应规律使用,时间不宜过长,具体剂量根据病情调整,儿童慎用。

(5) 免疫治疗:重症患者可使用已康复患者的血清进行治疗,或使用免疫增强剂如胸腺肽、免疫球蛋白等治疗。

(6) 重型病例须严密动态观察,及时给予呼吸支持。使用呼吸机通气,须注意医护人员的防护,谨慎处理呼吸机废气,吸痰、冲洗导管均应小心。

三、护理诊断与合作性问题

1. **体温过高** 与 SARS 病毒感染有关。
2. **气体交换受损** 与弥漫性肺泡损伤致换气障碍有关。
3. **潜在并发症** 急性呼吸窘迫综合征、休克、多器官功能衰竭。
4. **恐惧、焦虑** 与病情发展迅速、被隔离及疾病预后有关。

四、护理目标

体温恢复正常;咳嗽、咳痰、呼吸困难等症状缓解或消失;无并发症产生。

五、护 理 措 施

(一)一般护理

1. **严密隔离** ①尽早采取呼吸道隔离和接触隔离措施,确诊和疑似患者分开安置。②做好隔离病区的空气、污染物品及患者排泄物、分泌物、呕吐物的消毒。③SARS 患者转院、出院、死亡应做好终末消毒。④做好医务人员的个人防护和消毒。

考点:SARS 患者的隔离要点

2. **休息与饮食** 高热患者应绝对卧床休息,取舒适体位,避免劳累和剧烈咳嗽。饮食宜进高热量、高蛋白、高维生素、清淡易消化的食物,对不能进食者采用静脉补充营养,注意补足水分。

(二)病情观察

密切观察患者的生命体征,尤其注意呼吸频率与节律的变化,如发现患者有气促、呼吸困难、发绀等表现时,应立即报告医生,并做好气管插管、气管切开和人工呼吸等抢救的准备和护理。

(三)对症护理

1. **高热** 用冰袋冷敷、温水或乙醇擦浴等物理方法降温,必要时遵医嘱应用药物降温,同时应加强皮肤、口腔等的护理,防止感染。

2. 咳嗽、咳痰　定时翻身拍背,促进排痰。保持呼吸道通畅,气促者予以吸氧,必要时吸痰。遵医嘱给予镇咳、祛痰药物。

(四) 用药护理

遵医嘱使用抗病毒药物、抗生素及糖皮质激素等药物,严格掌握适应证,注意观察药物疗效及不良反应。对重型高血压、活动性胃十二指肠溃疡、精神病、癫痫、中度以上糖尿病及妊娠期患者,应慎用激素。

(五) 心理护理

多与患者沟通,关心患者,鼓励患者积极配合治疗,消除焦虑、恐惧等不良心理反应。

六、健康指导

(一) 疾病知识指导

向患者及家属解释 SARS 的发病与流行特征,宣传实施隔离和消毒的重要性和必要性。遵医嘱正确用药,不能随意增减、更换或停止使用药物。

(二) 疾病预防指导

(1) 平时注意锻炼身体,加强营养,养成良好的卫生习惯,勤洗手,不随地吐痰,避免在人前咳嗽、打喷嚏。

(2) SARS 流行期间,应尽可能减少公众集会和集体娱乐活动,出门戴口罩;保持房间和公共场所清洁,注意室内空气消毒或开窗通风换气。加强 SARS 主要临床特征的宣教,按有关规定及时登记、报告。对密切接触者应在指定地点接受隔离观察 14 天。出现可疑症状尽早就医,避免延误病情,导致疾病扩散。

(3) 加强个人防护。医务人员按照隔离要求穿防护服、戴口罩及眼防护罩、戴乳胶手套、鞋套,防止院内感染的发生。

七、护理评价

体温是否恢复正常;咳嗽、咳痰、呼吸困难等症状是否缓解或消失;有无并发症产生。

小结

严重急性呼吸综合征是由 SARS 相关冠状病毒引起的急性传染病,又称传染性非典型肺炎。SARS 冠状病毒对外界的抵抗力较强,加热、紫外线照射、常用化学消毒剂可灭活。患者是主要传染源,病毒可通过空气飞沫和密切接触传播。临床上以发热、头痛、肌肉酸痛、乏力、干咳少痰为特征,严重者出现呼吸窘迫。以对症和抗病毒等综合治疗为主。预防以管理传染源及切断传播途径为主。主要护理措施是:早期严密呼吸道隔离,正确实施消毒隔离技术,做好病情观察和对症护理。

自测题

A₁型题

1. 严重急性呼吸综合征感染的病原体是(　　)
    A. 轮状病毒　　　　B. 肺炎球菌
    C. 支原体　　　　　D. 冠状病毒
    E. 衣原体

2. 严重急性呼吸综合征属于哪一类传染病管理(　　)
    A. 乙类传染病按甲类管理　B. 甲类传染病
    C. 乙类传染病　　　　D. 丙类传染病
    E. 医疗机构自行决定

3. 严重急性呼吸综合征最常见的首发症状是(　　)
    A. 腹泻　　　　　　B. 胸闷
    C. 鼻塞　　　　　　D. 发热
    E. 咳嗽

4. 下列哪项不是严重急性呼吸综合征的主要传播途径(　　)
    A. 近距离呼吸道飞沫传播
    B. 手接触传播
    C. 气溶胶传播

D. 体液传播
E. 消化道传播

5. 使用糖皮质激素治疗 SARA 的下列哪项指征不正确（　　）
   A. 达到急性肺损伤的标准
   B. 48 小时内肺部阴影面积扩大超过 50%
   C. 有中毒症状,发热持续 3 天超过 38℃
   D. 抑制异常的免疫反应,减轻肺部的损伤
   E. 出现 ARDS

A₃/A₄ 型题

（6~8 题共用题干）

男,48 岁,外地出差回来 1 周,突然高热,体温 39.4℃,全身酸痛,乏力。咳嗽,痰量不多,入院 8 天后病情加重,出现胸闷、气促,明显呼吸窘迫症状,SpO_2<93%,持续吸氧亦无法缓解。辅助检查:SARS 病毒特异性抗体 IgG(+)。

6. 该患者通过哪些症状考虑是严重急性呼吸综合征（　　）
   A. 急性发热,有可疑流行病学史
   B. 长期发热,且与其接触者没有发病史
   C. 急性发热,查体见扁桃体肿大、化脓
   D. 急性发热,右下腹转移性疼痛
   E. 急性发热,伴有腹痛、腹泻

7. 该患者正确的隔离方法是（　　）
   A. 收入门诊普通观察室隔离
   B. 按照正常诊疗程序就医
   C. 安排家庭病床隔离观察随诊
   D. 收入单人观察室隔离
   E. 不需要隔离

8. 该患者密切接触过的人群,检疫期限是（　　）
   A. 7 天　　　　　　B. 14 天
   C. 3 天　　　　　　D. 10 天
   E. 21 天

（颜　萍）

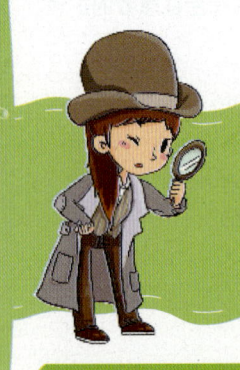

第十一章 细菌性痢疾患者的护理

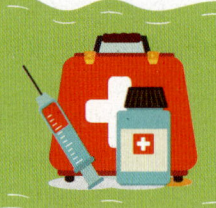

情境案例 11-1

患者王某,35岁,农民工。因"发热、腹泻2天"入院。患者有气无力地说:"从前天早晨开始就感觉全身不舒服,没有力气,感觉自己可能发热了,因家中无体温计,所有没有测量体温,而且开始拉肚子,开始为稀便,以后大便就带有脓血,量不多,肚子一阵一阵的痛,今天呕吐2次,不想吃饭。"体格检查:体温39℃,血压110/70mmHg,左下腹压痛,肠鸣音亢进。实验室检查:白细胞$20×10^9$/L,中性粒细胞0.85。粪便常规:外观脓血便。镜检:红细胞、白细胞满视野。

细菌性痢疾(简称菌痢)是志贺菌属(痢疾杆菌)引起的肠道传染病。其病理变化为直肠、乙状结肠的炎症与溃疡,以发热、腹痛、腹泻、里急后重、排黏液脓血样大便为特征,严重者可有感染性休克和中毒性脑病。本病常年散发,夏秋季多见,是我国的常见病、多发病。一般预后良好,但中毒性菌痢死亡率高,主要死于呼吸衰竭和循环衰竭。

一、概 述

痢疾杆菌属于肠道杆菌科志贺菌属,革兰染色阴性杆菌,无鞭毛及荚膜,不形成芽胞,有菌毛。按其抗原结构和生化反应不同,分为四群:A群痢疾志贺菌、B群福氏志贺菌、C群鲍氏志贺菌、D群宋内志贺菌,我国以B群福氏志贺菌感染为主。痢疾杆菌在外界环境中生存力较强,在水果、蔬菜及腌菜中能生存10天左右;在阴暗潮湿及冷冻条件下生存数周,日光直接照射30分钟、加热60℃ 10分钟、煮沸2分钟即死,一般化学消毒剂及酸能将其杀灭。

痢疾杆菌进入人体是否发病取决于3要素:细菌数量、致病力、人体抵抗力。痢疾杆菌进入消化道后,大部分被胃酸杀死,少部分进入下消化道的细菌也受正常菌群的拮抗作用,或肠黏膜表面分泌的特异性IgA的阻断作用而不能发病。但当细菌数量多、致病力强、人体抵抗力弱时,痢疾杆菌经口进入,穿过胃酸屏障后,侵袭和生长在结肠黏膜上皮细胞,经基膜进入固有层,并在其中繁殖、释放毒素,引起炎症和小血管循环障碍,导致肠黏膜炎症、坏死及溃疡。因病变部位有大量的吞噬细胞,且细胞极少侵入黏膜下层,一般不侵入血流引起败血症。

痢疾杆菌可释放内、外毒素,外毒素有肠毒性、神经毒性和细胞毒性,可导致肠黏膜坏死,引起水样腹泻及神经系统症状等。内毒素不但可引起发热与毒血症,而且可致血管活性物质增加,引起急性微循环障碍,进而出现感染性休克、DIC和重要器官功能衰竭等。

二、护理评估

(一)流行病学资料

1. **传染源** 急、慢性患者及带菌者。慢性患者、轻型患者、带菌者容易漏诊和误诊,且管理困难,因此在流行病学中有重要意义。

2. **传播途径** 主要是经粪-口途径传播,痢疾杆菌随传染源粪便排出体外后,通过水、食物、手或苍蝇,经口传播致人感染,如食物或水源被污染可引起食物型或水型的暴发流行(图11-1)。

考点: 菌痢的主要传播途径

3. **人群易感性** 人群普遍易感,学龄前儿童发病率最高,其次为青壮年。学龄前儿童患者多,与不良卫生习惯有关;青壮年患者多,与接触感染机会多有关。病后可获得一定免疫力,但短暂、不稳定,且不同菌群和血清型之间无交叉免疫,故易反复感染而多次发病。

4. 流行特征　终年散发,夏秋季多发。流行季节高峰与苍蝇密度高、温湿度适合痢疾杆菌生存繁殖及进食生冷瓜果食物的机会多有关。

(二) 身心状况

潜伏期为数小时至7天,多数为1~4天。痢疾志贺菌感染的表现一般较重;宋内志贺菌引起者较轻,非典型病例多;福氏志贺菌介于两者之间,但感染排菌时间长,易转变为慢性。

1. 症状和体征

(1) 急性菌痢

1) 普通型(典型):起病急,畏寒或寒战、高热,体温可高达39℃,伴头痛、乏力、食欲缺乏等全身不适;早期有恶心、呕吐,继而出现腹痛、腹泻和里急后重。排便次数增多,大便每天十余次或更多,量少,初为稀便,1~2天后转变为黏液脓血便。体检有左下腹压痛及肠鸣音亢进。如治疗及时,多于1周左右病情逐渐恢复而痊愈,少数患者可转为慢性。

2) 轻型(非典型):全身毒血症状和肠道症状均较轻,腹痛不显著,腹泻次数每天不超过10次,大便呈糊状或水样,含少量黏液,无脓血,里急后重感不明显。1周左右可自愈,少数可转为慢性。

3) 重型:多见于老年、体弱、营养不良患者。起病急,腹痛、腹泻、里急后重明显,腹泻每天30次以上,为稀水脓血便。后期可出现严重腹胀及中毒性麻痹,部分患者发生中毒性休克,少数引起心、肾功能不全。

4) 中毒型:多见于2~7岁的儿童,起病急骤,体温高达40℃或以上,以严重毒血症、休克和(或)中毒性脑病为主要临床表现,而肠道症状较轻,甚至开始时无腹痛及腹泻等症状,可于数小时后方出现痢疾样大便。根据临床表现分为3型。①休克型:较为常见,主要是感染性休克,表现为面色苍白、四肢厥冷、唇甲发绀、心率增快、脉细速、血压下降、尿量减少。伴有不同程度意识障碍,可出现心、肾功能不全的症状。②脑型:较为严重,表现为烦躁不安、剧烈头痛、反复呕吐、惊厥、昏迷、瞳孔大小不等,对光反射消失等临床表现,严重者出现中枢性呼吸衰竭。③混合型:兼有以上两型的表现,病情最为凶险。

(2) 慢性菌痢:指急性菌痢反复发作或迁延不愈,病程超过2个月者。

1) 慢性迁延型:最多见,急性菌痢发作后,病情迁延不愈,反复腹痛、腹泻、里急后重和黏液脓血便,伴有乏力、营养不良及贫血等症状,可长期间歇排菌。此型是重要的传染源。

2) 急性发作型:有慢性菌痢病史,各种诱因如进食生冷食物或受凉、过度劳累等均可导致急性发作,出现腹痛、腹泻、里急后重和脓血便等急性菌痢的症状,但发热等全身症状不明显。

3) 慢性隐匿型:1年内有急性菌痢史,近期无明显腹痛、腹泻等症状,大便培养有痢疾杆菌,乙状结肠镜检肠黏膜有炎症甚至溃疡等病变。

考点: 各期的临床特征

2. 心理-社会状况　由于急性菌痢症状较重,患者担心疾病迁延不愈转为慢性,加之对患者实行消化道隔离,可出现紧张、烦躁、焦虑等不良情绪。慢性菌痢由于病程长、反复发作、影响工作和学习,可出现焦虑和抑郁。

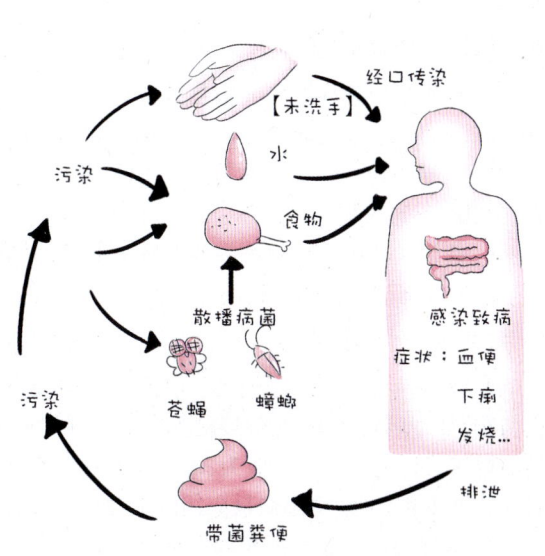

图11-1　细菌性痢疾的传播途径

（三）辅助检查

1. 血常规　急性期白细胞总数增高，多为$(10\sim20)\times10^9/L$，以中性粒细胞增高为主。慢性期可有贫血。

2. 粪便检查　外观多为黏液脓血便、粪质少或无。镜检有大量白细胞（≥15个/HP）、脓细胞、少量红细胞、巨噬细胞。

3. 病原学检查　取新鲜粪便的脓血部分，尽早、多次、在抗生素应用之前送检。痢疾杆菌阳性有助于菌痢的确诊及抗菌药物的选用。

（四）治疗要点

1. 急性菌痢　喹诺酮类是目前治疗菌痢较为理想的药物，首选环丙沙星，亦可选用其他喹诺酮类药物，如左氧氟沙星、加替沙星等，轻者口服，重者静脉滴注。有多重耐药菌株时可用匹美西林、头孢曲松等。抗生素疗程一般为3～5天。对症治疗：腹痛剧烈可给予解痉药如阿托品、颠茄合剂等；毒血症状严重者，可酌情小剂量应用肾上腺皮质激素。

2. 慢性菌痢　应根据药物敏感试验联合应用两种不同类型的抗菌药物，疗程应适当延长，必要时可采用多个疗程治疗。

3. 中毒型菌痢　选用有效抗菌药物静脉滴注，如环丙沙星、左氧氟沙星等喹诺酮类或第三代头孢菌素如头孢噻肟等，可两类药物联合应用，病情好转后改为口服用药。同时做好对症治疗：高热可物理降温，必要时用退热药；休克型应迅速扩充血容量，纠正酸中毒，改善微循环障碍；脑型应降低颅内压，减轻脑水肿，防治呼吸衰竭等。

考点： 急性菌痢首选抗生素

> **情境案例11-1 临床诊断分析**
> 该患者诊断为"细菌性痢疾"。依据：①患者有典型的细菌性痢疾的症状和体征：发热、乏力、食欲缺乏、恶心、呕吐、腹痛、腹泻、黏液脓血便，左下腹压痛、肠鸣音亢进。②实验室检查：白细胞$20\times10^9/L$，中性粒细胞0.85。粪便常规：外观脓血便。镜检：红细胞、白细胞满视野。

三、护理诊断与合作性问题

1. 体温过高　与痢疾杆菌感染有关。
2. 腹泻　与痢疾杆菌致肠道病变有关。
3. 疼痛：腹痛　与痢疾杆菌致肠蠕动增强、肠痉挛有关。
4. 组织灌注量改变　与痢疾杆菌内毒素导致微循环障碍有关。

四、护理目标

患者体温恢复正常；腹泻、腹痛、里急后重症状缓解或消失；生命体征恢复正常。

五、护理措施

（一）一般护理

1. 隔离　患者的食具、用具单独使用，有专用便盆，对粪便、呕吐物及污染物严格消毒。隔离至症状消失，连续2次粪便培养阴性。

考点： 菌痢患者撤销隔离的条件

2. 休息与活动　急性期卧床休息，频繁恶心、呕吐、腹泻伴发热，虚弱无力应协助患者床边排便。中毒性菌痢患者应绝对卧床休息，专人护理，安置患者平卧位或中凹卧位。

3. 饮食护理　给予清淡易消化的高热量、高维生素、高蛋白、少渣、少纤维素的流质或半流质饮食，少量多餐，多饮淡盐水及含钾高的果汁，禁食生冷、油腻、刺激性食物。严重腹泻伴呕吐时暂禁食，遵医嘱静脉补充营养。

（二）病情观察

监测患者的生命体征，注意有无脱水、休克、脑水肿及脑疝等表现；观察排便次数、性状、量等，记录24小时出入量。

（三）对症护理

高热时给予物理降温，如温水、乙醇擦浴，头置冰帽，头部或大动脉走行处冰袋冷敷等，严重者遵医嘱用退热药。腹泻者早期不用止泻剂，腹泻伴里急后重者嘱患者排便时不要过度用力，以免脱肛；由于大便次数增多，患者受多次排便的刺激，皮肤容易破溃，因此每次便后，用软卫生纸轻轻按擦后用温水清洗，涂上凡士林油膏或抗生素类油膏。腹痛者应注意腹部的保暖，腹部放热水袋能减轻腹痛，忌冷食冷饮。休克者补液，建立静脉通路，保暖，给予吸氧。惊厥者注意安全，防止跌伤或舌咬伤，避免声、光刺激，保持病房安静。

> **情境案例 11-1 对症护理**
>
> 该患者主要症状有发热、腹痛、腹泻、里急后重。所以采取以下对症护理。①发热：给予物理降温如温水、乙醇擦浴，置冰帽、冰袋。②腹痛：腹部放热水袋保暖以减轻腹痛，忌冷食冷饮。③腹泻伴里急后重：早期不用止泻剂，嘱排便时不要过度用力，以免脱肛；每次便后，用软卫生纸轻轻按擦后用温水清洗，涂上凡士林油膏或抗生素类油膏。

（四）用药护理

遵医嘱使用有效抗菌药物，注意药物剂量、使用方法、服药时间、疗效及不良反应。应用喹诺酮类药物时应观察患者有无头痛、腹痛、腹泻、呕吐、皮疹、胃肠道反应、肾毒性、变态反应、粒细胞减少等不良反应，指导患者与食物同服或饭后服用可减轻胃肠道反应；喹诺酮类药物影响骨骼发育，故孕妇、儿童及哺乳期妇女禁用。阿托品类药物可引起口干、心动过速、尿潴留、视物模糊等。

考点：喹诺酮类药物的不良反应

（五）心理护理

护士应向患者及家属解释疾病的特点、隔离的意义和预后。向患者解释腹痛、腹泻、里急后重等发生的原因，介绍主要治疗措施及效果，多与患者沟通，鼓励患者积极配合医生的治疗，争取早日康复，以消除其焦虑、恐惧的心理，保持情绪稳定。

六、健康指导

1. **疾病知识指导** 向患者和家属讲解本病的流行病学资料，指出消化道隔离、粪便消毒、治疗的重要性。告知患者坚持服药争取急性期彻底治愈，防止转变成慢性菌痢。注意饮食，恢复期仍应避免粗纤维、多渣饮食。遵医嘱用药，注意药物的不良反应。

2. **疾病预防指导** 开展预防菌痢发生或流行的宣传教育，加强公共卫生的管理，搞好"三管"，即管好水、粪便、饮食。注意个人卫生，饭前便后洗手，不吃不洁的食物，不喝生水。改善环境卫生，消灭苍蝇、蟑螂（图11-2）。在流行期间，易感人群口服痢疾减毒活菌苗，提高机体的抵抗力。对从事饮食、保育、自来水厂工作的人员，定期粪便培养，一旦发现带菌者，立即给予治疗并调离工作岗位。

七、护理评价

患者体温是否恢复正常；腹泻、腹痛、里急后重等症状是否好转；生命体征是否稳定；有无并发症的发生。

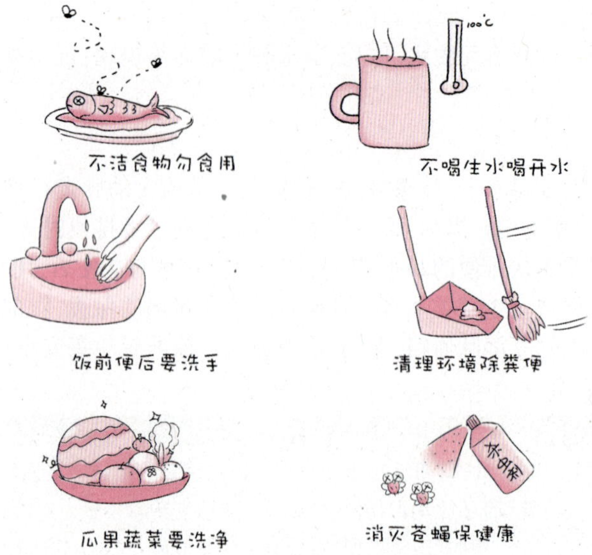

图 11-2 细菌性痢疾的预防

小结

细菌性痢疾（菌痢）是由痢疾杆菌引起的肠道传染病，主要传染源为患者和带菌者，典型的粪-口途径传播，人群普遍易感，学龄前儿童和青壮年多见，有明显的季节性，以夏秋季最常见。主要临床表现为发热、腹痛、腹泻、里急后重、黏液脓血便。中毒性菌痢发作时可有感染性休克症状，有时出现脑水肿和呼吸衰竭。首选喹诺酮类药物等敏感抗生素，及时对症处理，慢性菌痢应联合应用抗菌药。护理工作的重点是做好隔离、病情观察和对症护理。

◆住院主要护理工作过程

做好隔离和患者粪便的消毒处理→评估患者生命体征→观察腹痛、腹泻、里急后重等症状及大便次数、性状、量等情况→正确执行医嘱→加强口腔、皮肤、肛周、尿道等部位基础护理→给予营养丰富、易消化、少渣的食物，避免粗纤维、刺激性食物→心理护理、健康教育→填写护理记录单。

情境案例 11-1 护患对话

患者："护士，我怎么会得这种病呢？"
护士："王先生，细菌性痢疾主要是经粪-口途径传播，痢疾杆菌随患者粪便排出体外后，通过水、食物、手或苍蝇，经口腔进入肠道引起感染，您可能是吃了被痢疾杆菌污染的食物。"
患者："护士，我的病会传染给我的家人吗？"
护士："您的病情需要暂时实施适当的消化道隔离，应隔离至症状消失后1周或2次粪便培养阴性。在您康复前，您的食具、生活用具要单独使用，要有专用便盆，不能与家人合用，以免传染给他们。同时您排出的粪便等排泄物需经我们严格消毒处理才能倒掉。"
患者："护士，我的病容易治好吗？"
护士："急性细菌性痢疾是一种常见病、多发病，像您这种情况属于普通型，只要您积极配合治疗和护理，您的病是完全可以治好的。"
患者："护士，日常生活中如何预防这种病呢？"
护士："平时要做到不吃不卫生的生冷饮食、不洁瓜果、腐败变质的食物和未经处理的剩饭剩菜；不喝生水，饭前便后要洗手；注意环境卫生，消灭苍蝇、蟑螂；积极锻炼身体，增加身体抵抗疾病的能力。"
患者："哦，我明白了，谢谢您！"
护士："不用谢！您还有什么问题，可以随时问我。"
……

自 测 题

A₁ 型题

1. 细菌性痢疾患者的典型粪便呈( )
   A. 稀水样便　　B. 糊状便
   C. 黏液脓血便　D. 果酱样便
   E. 柏油样便

2. 普通型急性细菌性痢疾的表现,下列哪项除外( )
   A. 高热、寒战　　B. 腹痛、左下腹压痛
   C. 腹泻、里急后重　D. 脓血便
   E. 昏迷、抽搐

A₂ 型题

3. 患者王某,因"急性细菌性痢疾"入院,对其采取消化道隔离措施,隔离至( )
   A. 血常规检查正常
   B. 大便镜检无脓细胞
   C. 体温正常
   D. 临床症状消失后连续 2 次大便培养阴性
   E. 以上都不是

4. 患者,男,30 岁,工人,因"发热、腹泻、少量黏液脓血便 2 天"入院,诊断为"普通型细菌性痢疾",该患者粪便镜检结果应为( )
   A. 大量白细胞,少量红细胞
   B. 大量脓细胞
   C. 大量红细胞
   D. 大量红细胞,少量白细胞
   E. 大量脓细胞,少量巨噬细胞及红细胞

5. 患者李某,20 岁,学生。因"发热、腹泻、黏液脓血便 2 天"入院。体格检查:体温 39℃,血压 110/70mmHg,左下腹压痛,肠鸣音活跃。实验室检查:白细胞 20×10⁹/L,中性粒细胞 0.82。粪便常规:外观脓血便。镜检:红细胞、白细胞满视野。该患者可能患了( )
   A. 伤寒　　　　B. 细菌性食物中毒
   C. 细菌性痢疾　D. 阿米巴痢疾
   E. 急性肠炎

6. 患者王某,诊断为"普通型细菌性痢疾",该患者腹泻的特点不包括( )
   A. 每日可达 10~20 次　B. 每次量少
   C. 伴有明显里急后重　D. 黏液脓血便
   E. 有腥臭味

A₃/A₄ 型题

(7、8 题共用题干)

患者,男,7 岁,突发寒战、高热、昏迷。体检:体温 40.5℃,脉搏 140 次/分钟,血压 61/32mmHg,口唇发绀。实验室检查:白细胞 15×10⁹/L,中性粒细胞 0.82,肛试子取便。镜检:脓细胞(+)。拟诊为"细菌性痢疾"。

7. 该患者可能属于细菌性痢疾的类型是( )
   A. 中毒性细菌性痢疾(脑型)
   B. 慢性细菌性痢疾急性发作
   C. 急性细菌性痢疾(普通型)
   D. 中毒性细菌性痢疾(休克型)
   E. 中毒性细菌性痢疾(混合型)

8. 对于该患者下列哪项护理措施不妥( )
   A. 严密观察生命体征　B. 吸氧
   C. 取半坐位　　　　　D. 迅速建立静脉通道
   E. 降温

(冯　影)

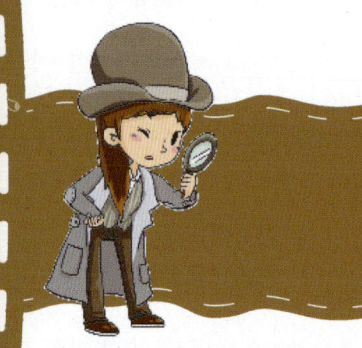

第十二章
伤寒患者的护理

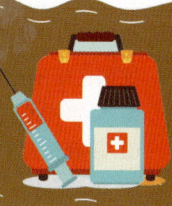

伤寒是由伤寒杆菌引起的急性肠道传染病。临床特征为持续发热、消化道症状及神经系统中毒症状、表情淡漠、相对缓脉、玫瑰疹、肝脾大及白细胞减少等，可出现肠出血、肠穿孔等严重并发症。

一、概　述

伤寒杆菌属于沙门菌属 D 组，革兰染色阴性，菌体呈短杆状，有鞭毛，能运动，无荚膜，不形成芽胞（图12-1）。①伤寒杆菌具有菌体 O 抗原，鞭毛 H 抗原和表面 Vi 抗原，感染机体后均能诱生相应的抗体，但均为非保护性抗体。②O 抗原、H 抗原的抗原性较强，可以用血清凝集实验（肥达实验）检测到相应抗体，具有诊断意义。Vi 抗原的抗原性较弱，诊断价值不大。但其能干扰血清的杀菌效能，阻止吞噬，增强细菌的侵袭力，是伤寒杆菌毒力的重要因素。伤寒杆菌从人体清除后，Vi 抗体随即消失，但大多数伤寒杆菌带菌者 Vi 抗体阳性，因此，Vi 抗体检测还有助于判断是否为伤寒带菌者。③伤寒杆菌产生内毒素，不产生外毒素。④伤寒杆菌于普通培养基中即可生长，但在含有胆汁的培养基中生长更佳。伤寒杆菌在自然界中生命力强，在地面水中可存活 2~3 周，在粪便中可存活 1~2 个月，在牛奶、肉类、蛋类中不仅能生存，且可繁殖；耐低温，在冷冻环境中可生存数月。对阳光、热、干燥抵抗力差，阳光直射数小时死亡，加热至 60℃ 15 分钟或煮沸后即可杀灭；对一般化学消毒剂敏感，消毒饮水余氯达 0.2~0.4mg/L 时迅速死亡。

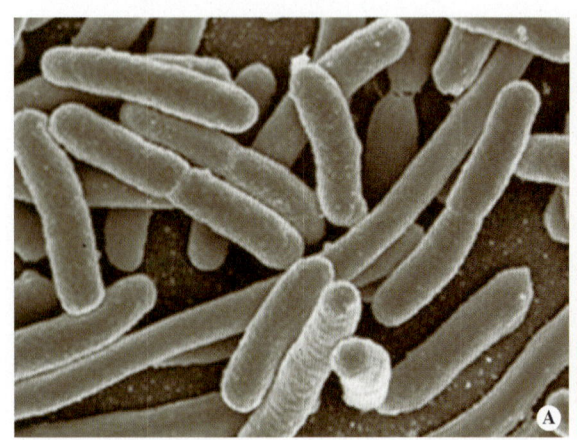

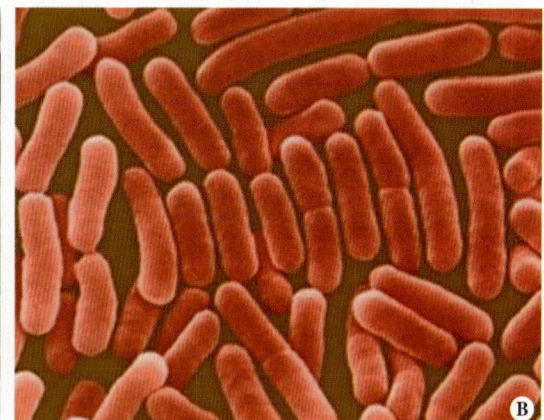

图 12-1　伤寒杆菌

伤寒杆菌由口入胃，如未被胃酸杀死则进入小肠，经肠黏膜侵入集合淋巴结、孤立淋巴滤泡及肠系膜淋巴结中繁殖，再经门静脉或胸导管进入血流，形成第一次菌血症。如机体免疫力弱，则细菌随血流扩散至骨髓、肝、脾及淋巴结等组织大量繁殖，至潜伏期末再次大量侵入血流，形成第二次菌血症，同时释放大量内毒素，出现发热、皮疹及肝脾肿大等临床表现。同时细菌可随血液循环扩散至全身各器官及组织引起病变，如急性化脓性骨髓炎、肾脓肿、脑膜炎、急性胆囊炎、心包炎等。细菌可经胆管进入肠道随粪便排出，或经肾脏随尿液排出。病第 2~3 周，经胆管进入肠道的伤寒杆菌，部分再度侵入肠壁淋巴组织，在原已致敏的肠壁淋巴组织中产生严重的炎症反应，引起肿胀、坏死、溃疡等。若病变波及血管则可引起出血,若溃疡深达浆膜则致肠穿孔。病程第4~5周,人体免疫力增强,伤寒杆菌从体内逐渐清除,组织修复而痊愈,但约3%可成为慢性带菌者,少数患者由于免疫功能不足等原因引起复发。

伤寒的主要病理特点是全身单核-巨噬细胞系统的增生性反应,以回肠末端集合淋巴结和孤立淋巴结最为显著。

二、护理评估

(一) 流行病学资料

1. **传染源** 为带菌者或患者。患者从潜伏期末即可从粪便排菌,但以起病后2~4周排菌量最多,传染性最强,恢复期后排菌减少。排菌达3个月以上称慢性带菌者,是引起伤寒传播或流行的主要传染源,有重要的流行病学意义。

2. **传播途径** 通过粪-口途径传播。病菌随患者或带菌者的粪便排出,通过污染的水和食物,或经苍蝇、蟑螂等间接污染水源和食物,或日常生活接触而传播。其中食物被污染是主要的传播方式。日常生活接触常致散发流行,而水源污染可造成暴发流行。

考点:伤寒的传播途径

3. **人群易感性** 未患过伤寒和未接种过伤寒菌苗的个体,均属易感。伤寒发病后可获得较稳固的免疫力,第二次发病少见。伤寒和副伤寒之间无交叉免疫。

4. **流行特征** 伤寒可发生于任何季节,但以夏秋季多见。发病以学龄期儿童和青年多见。在发达国家,伤寒的发病率维持在低水平。但是,在发展中国家伤寒仍然是一种常见的传染病。

(二) 身心状况

潜伏期长短与伤寒沙门菌的感染量及机体的免疫状态有关,波动范围为3~60天,通常为7~14天。自然病程为4~5周。

1. **典型伤寒** 临床经过可分为4期。

(1) 初期(病程第1周):大多起病缓慢,最早出现的症状是发热,发热前可伴畏寒,但少有寒战,出汗不多。其体温呈阶梯形上升,于3~7天后可达39~40℃,可伴全身不适、头痛、乏力、干咳、食欲缺乏、恶心、呕吐、腹痛、轻度腹泻或便秘等表现。右下腹可有轻压痛。部分患者肝脾肿大。

(2) 极期(病程第2~3周):出现伤寒特征性表现,肠出血、肠穿孔等并发症多在本期出现。①高热:呈持续高热,以稽留热型为主,一般持续10~15天。②消化系统症状:便秘多见,腹部不适、腹胀,约半数患者出现右下腹或弥漫性腹部隐痛,少数出现腹泻,多为水样便;右下腹压痛。③神经系统中毒症状:出现表情淡漠、呆滞、反应迟钝、耳鸣、听力减退(伤寒面容);严重者出现谵妄、昏迷,合并中毒性脑膜炎时,可出现脑膜刺激征。④循环系统表现:相对缓脉、重脉;并发中毒性心肌炎时,相对缓脉不明显。⑤肝脾肿大:多数患者有轻度的肝脾肿大,质软,有压痛。⑥玫瑰疹:在病程第7~

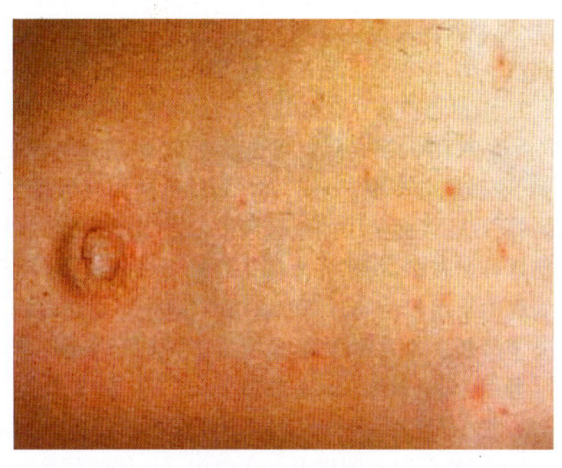

图12-2 玫瑰疹

14天,部分患者在胸、腹、肩背等部位的皮肤可出现淡红色丘疹(玫瑰疹),直径2~4mm,压之褪色,数量一般在10个以下,多在2~4天消退(图12-2)。

考点:伤寒的典型临床表现

(3) 缓解期(病程第4周):体温逐步下降,各种症状逐渐减轻,肿大的肝脾开始回缩,但本期内由于小肠病理改变仍处于溃疡期,还有可能出现肠出血、肠穿孔等并发症。

(4) 恢复期(病程第5周):临床症状消失,体温、肝脾恢复正常。

2. 不典型伤寒

(1) 轻型:全身毒血症状轻,病程短,1~2周可恢复健康。多见于儿童或发病初期使用有效抗菌药物及曾经接受过伤寒菌苗预防的患者。由于临床特征不典型,容易出现漏诊或误诊。

(2) 暴发型:急性起病,毒血症状严重,高热或体温不升,常并发中毒性脑病、心肌炎、肠麻痹、中毒性肝炎或休克等。

(3) 迁延型:病初表现与典型伤寒相似,但发热可持续5周以上至数月之久,呈弛张热或间歇热,肝脾肿大明显。常见于原有慢性乙型肝炎、胆道结石或慢性血吸虫病等消化系统基础疾病患者。

(4) 逍遥型:病初症状不明显,能照常生活甚至工作,部分患者直至发生肠出血或肠穿孔才被诊断。

(5) 小儿伤寒:年龄越小临床表现越不典型。一般起病较急,呕吐和腹泻等胃肠症状明显,热型不规则,便秘较少。多数患儿无相对缓脉,玫瑰疹较少见,肝脾肿大明显。外周血白细胞计数可不减少。容易并发支气管炎或肺炎,肠出血和肠穿孔少见。

(6) 老年伤寒:发热通常不高,多汗时容易出现虚脱。病程迁延,恢复期长。并发支气管肺炎和心力衰竭多见,病死率较高。

(7) 再燃:部分患者于缓解期,体温还没有下降到正常时,又重新升高,持续5~7天后退热,称为再燃。此时血培养可再次出现阳性,可能与伤寒沙门菌菌血症尚未得到完全控制有关。有效和足量的抗菌药物治疗可减少或杜绝再燃。

(8) 复发:10%~20%用氯霉素治疗的患者在退热后1~3周临床症状再度出现,称为复发。此时血培养可再获阳性结果,与病灶内的细菌未被完全清除,重新侵入血流有关。

3. 心理-社会状况 伤寒具有传染性,需隔离治疗,且隔离时间较长,患者容易产生悲观、抑郁、焦虑、恐惧等不良心理反应。

(三) 辅助检查

1. 血常规检查 白细胞减少,为$(3\sim5)\times10^9$/L,中性粒细胞减少,可能与骨髓的粒细胞系受到细菌毒素的抑制、粒细胞破坏增加和分布异常有关。嗜酸粒细胞减少或消失,病情恢复后逐渐回升到正常,复发时再度减少或消失。嗜酸粒细胞计数对诊断和评估病情均有重要参考意义。若血小板计数突然下降,应警惕出现溶血尿毒综合征或弥散性血管内凝血(DIC)等严重并发症。

2. 细菌学检查 ①血培养:是本病的确诊方法。病程第1~2周阳性率最高,可达80%~90%,第2周后逐步下降,第3周末为50%左右,以后迅速降低,再燃和复发时可出现阳性。为提高血培养阳性率,采血量应不小于5ml,并尽可能在应用抗生素之前采血;对已用抗生素治疗的患者,可取血凝块做培养,以除去血清中的杀菌因子,增加阳性机会。②骨髓培养:由于骨髓中的单核-巨噬细胞系统吞噬伤寒杆菌较多,伤寒杆菌存在的时间也较长,故其阳性率比血培养稍高,可达80%~95%。该检查在病程中出现阳性的时间和血培养相仿,对血培养阴性或使用过抗菌药物诊断有困难的疑似患者,更有助于诊断。③粪便培养:病程第2周起阳性率逐渐增加,第3~4周阳性率最高,可达75%。

考点:血培养的采血要领

3. 肥达反应 又称肥达试验或伤寒沙门菌血清凝集反应,其原理是应用伤寒杆菌O抗原、H抗原,通过凝集反应检测患者血清中相应抗体的凝集效价,以协助诊断伤寒。多数患者在病程第2周起出现阳性,第3周阳性率大约为50%,第4~5周可上升至80%,持续数月。评价结果时应注意以下几点:①通常O抗体的凝集效价在1∶80以上,H抗体效价在1∶160以上,可确定为阳性,有辅助诊断价值。②相隔1周双份血清抗体效价上升4倍以上有助于确诊。③若只有O抗体上升,而H抗体不上升可能是发病早期;反之,则可能是不久前感染过伤寒沙门菌或接种过伤寒疫苗,或为其他发热性疾病所致的非特异性回忆反应。④下列情况患者肥达反应始终呈阴性：感染轻；早期用有效抗菌药物或皮质激素治疗者；患者过于衰弱，免疫反应低下，或患丙种球蛋白缺乏症。因此对肥达反应阴性者不能排除伤寒。⑤沙门菌 D 群与 A 群有部分共同抗原，后者的感染可产生 O 与 H 抗体的交叉反应。

4. 免疫学检查　对流免疫电泳（CIE）、间接血凝试验（IHA）、酶联免疫吸附试验（ELISA）等，主要检测伤寒沙门菌 IgM、IgG 及核酸。

> **临床链接**
> 伤寒不同检查方法的比较：肥达反应是经典的检测方法，但要在病程第 2 周起才出现阳性，阳性率低，易受多种因素影响，并可出现假阳性、假阴性。血培养是最常用的确诊伤寒的依据，是诊断伤寒的金标准，但培养时间较长，检测过程繁琐，且受多种因素影响，难以达到早期诊断的目的。胶金法、ELISA 法直接检测血清中伤寒杆菌抗原，只要有伤寒杆菌存在，无论死菌或活菌，都能检出，发病早期即可获得阳性结果，灵敏度高，同时不受抗生素的干扰。

（四）治疗要点

治疗原则是在病原治疗的同时进行对症治疗，积极防治并发症。病原治疗：①首选第三代喹诺酮类药物，目前常用诺氟沙星、氧氟沙星、左氧氟沙星、环丙沙星、培氟沙星、洛美沙星等。该类药物体内分布广，尤其在胆汁中浓度最高，对并发胆囊炎者治疗有利。②第三代头孢菌素抗菌活性强，胆汁中药物浓度高，不良反应少，疗效亦佳，常用药物有头孢噻肟、头孢哌酮、头孢他啶、头孢曲松等。③还可选用氨苄西林或阿莫西林、氨基糖苷类广谱抗生素等。④在伤寒菌敏感地区，氯霉素可作为首选药。对严重毒血症状者，在有效抗生素治疗的同时，可短期加用小剂量肾上腺糖皮质激素。烦躁者用镇静剂，高热者行降温等对症处理。

考点：伤寒病原治疗首选药物

三、护理诊断与合作性问题

1. 体温过高　与大量内源性致热原和菌体裂解时释放的内毒素有关。
2. 营养失调：低于机体需要量　与消耗过多而营养摄入不足、消化吸收能力下降有关。
3. 潜在并发症　肠出血、肠穿孔、中毒性肝炎。
4. 焦虑、恐惧　与高热、并发症有关。
5. 知识缺乏　缺乏伤寒的疾病知识及消毒隔离知识。

四、护理目标

患者及相关人员能采取正确的隔离措施，未发生交叉感染；体温逐渐降至正常范围；按要求进食，营养状况逐步改善；便秘或腹泻症状得到缓解；未发生并发症或并发症得到及时发现和处理。

五、护理措施

（一）一般护理

1. 消毒与隔离　①发现疫情立即就地隔离并上报疾控中心，防止疫情蔓延。②按消化道隔离至体温恢复正常后 15 天，或粪便培养每周 1 次、连续 2 次阴性。③向患者和家属讲解隔离消毒的重要性及具体方法，以便取得合作，严格执行探视和陪护制度。

2. 休息　发热期间应卧床休息，退热后 2~3 天可在床上适当活动，退热 1 周后，且无并发症，可由轻度活动逐渐过渡到正常活动量。

3. 饮食护理　伤寒患者既需要补充营养，又要防止饮食不当导致的并发症，故饮食护理是本病护理的重点。①发热时：给予高热量、高蛋白质、易消化流质（如米汤、青菜汤、豆浆、果汁等）或无渣半流质（稀粥、软面条等）饮食。②退热后：逐渐过渡到无渣或少渣半流质饮食，可适量增加鱼肉末、瘦肉末、豆腐等食物。热退 2 周后才能恢复正常饮食，但仍需注意进易消化少渣软食。③饮食量：节制饮食，少量多餐，必要时进食，静脉补充营养，密切观察进食后反应。④维持水、电解质平衡：注意补充钾盐,鼓励患者少量多次饮水,保证每日液体入量 2000～3000ml,儿童 60～80ml/(kg·d),入量不足者给予静脉补充营养。⑤饮食禁忌:避免过早进食产气、多渣、生冷、过硬、刺激性强的食物,避免过饱,防止诱发肠出血、肠穿孔等并发症。

考点: 伤寒病饮食护理要点

(二) 病情观察

1. 观察临床表现

(1) 一般表现:观察发热程度及持续时间、热型,体温下降后是否有再度升高的情况,有无相对缓脉。

(2) 特殊表现:①观察有无玫瑰疹,注意皮疹部位、数量、颜色、大小,压之是否褪色等。②观察疼痛的部位、性质、程度,有无压痛及腹膜刺激征等。③观察记录大便次数、颜色、性状及量,有无腹胀、腹泻、便秘等。④肝脾肿大的程度。

(3) 记录出入量:注意出入量是否平衡,有无脱水情况。

2. 观察患者心理-社会状况

3. 观察辅助检查结果　主要观察外周血细胞计数、血或骨髓培养结果、肥达试验结果、水电解质平衡情况。

4. 观察并发症　警惕肠出血、肠穿孔等并发症。尤其在缓解期,更要严密监测生命体征、腹部体征、腹痛、大便情况,识别肠出血、肠穿孔早期征象。若患者有便血伴面色苍白、脉搏细弱、血压下降,提示并发肠出血。若患者突发右下腹剧烈疼痛伴压痛、反跳痛,提示并发肠穿孔。

考点: 肠出血与肠穿孔的观察要点

(三) 对症护理

1. 高热　给予物理降温,如 25%～30% 乙醇擦浴或头部放置冰袋,擦浴时避免在腹部加压用力,以免诱发肠出血或肠穿孔。尽量避免应用发汗退热药,以防体温骤降,大汗虚脱。

2. 便秘　告知患者排便时切忌过度用力,必要时可用开塞露或生理盐水低压灌肠或甘油、液状石蜡灌肠,禁用高压灌肠和泻药。

3. 腹胀　酌情减少牛奶、豆浆及糖类食物的摄入,适当补充钾盐,可用松节油热敷腹部,必要时肛管排气;禁用新斯的明,以免引起剧烈肠蠕动,诱发肠穿孔或肠出血。

4. 并发肠出血　绝对卧床休息,严密观察患者的血压、脉搏、意识及便血等情况,暂禁食或进少量流食,遵医嘱使用镇静剂及止血剂,补液,必要时输血。

5. 并发肠穿孔　禁食,胃肠减压,遵医嘱静脉输液、使用敏感抗生素,密切监测患者生命体征并积极做好术前准备。

(四) 用药护理

遵医嘱用药,注意观察药物疗效和不良反应。①喹诺酮类:注意观察有无头昏、嗜睡、胃肠道反应等症状;因其影响骨骼发育,孕妇、儿童、哺乳期妇女慎用;喹诺酮类药有光毒性不良反应,用药后要注意保护皮肤,尽量避免长时间日光照射。②氯霉素:监测血常规变化,警惕发生再生障碍性贫血。③头孢菌素类:警惕发生变态反应,注意有无肠道症状。④肾上腺皮质激素:慎用激素,防止掩盖肠穿孔症状和体征。

(五) 心理护理

加强沟通,消除患者及家属紧张、抑郁、悲观、焦虑及恐惧等心理,增强治疗的信心,积极配合治疗与护理。

六、健康指导

1. 疾病知识指导　向患者及其家属讲解有关伤寒的病因、传播途径、临床特征、疾病过程、治疗药物、疗程、药物不良反应、预后等,强调休息及饮食管理对疾病治疗的重要性。告知伤寒的消毒、隔离知识、预防措施及并发症的发生时间、临床表现、饮食与并发症的关系、预防方法等。说明伤寒如不发生并发症则预后良好。

2. 疾病预防指导 ①管理传染源:按肠道传染病隔离,隔离至体温正常后15天或每隔5～7天粪便培养1次、连续2次阴性;接触者医学观察15天;慢性携带者应调离饮食业,并给予治疗。②切断传播途径:为关键性预防措施。应积极开展健康教育,搞好粪便、水源、饮食卫生管理和消灭苍蝇等工作。养成良好卫生与饮食习惯,饭前便后要洗手,不吃不洁食物、不饮生水等。③对易感人群接种伤寒菌苗以提高人群免疫力。

七、护理评价

患者体温是否降至正常范围;是否按要求进食,营养状况是否逐步改善;便秘或腹泻症状是否缓解;有无发生并发症或并发症是否得到及时发现和处理。

小结

伤寒是由伤寒杆菌引起的急性消化道传染病。典型的临床表现以持续发热、相对缓脉、全身中毒症状与消化道症状、玫瑰疹、肝脾大及白细胞减少为特征。严重并发症有肠出血及肠穿孔。伤寒经粪-口途径传播,水源被污染可引起暴发流行。以病原治疗为主,首选第三代喹诺酮类药物。护理工作的重点是做好隔离、病情观察及对症护理。

自测题

A₁型题

1. 伤寒的传播途径主要是( )
   A. 血液传播　　　B. 接触传播
   C. 空气飞沫传播　D. 粪-口途径传播
   E. 垂直传播

A₃/A₄型题

(2、3题共用题干)

男,29岁,农民。因"发热1周"入院,患者1周前不明原因发热,自测体温37.9℃,近3天体温逐渐上升达39.5℃,伴畏寒。食欲明显减退,腹胀、腹痛、腹泻,每天4次稀便。患者有饮生水的习惯。体格检查:体温39.6℃,脉搏84次/分,血压112/72mmHg。神志清,表情淡漠,反应迟钝。在胸腹部皮肤见5个玫瑰疹,压之褪色。心肺功能正常。腹部胀满,肝肋下2cm,触痛、质软,脾肋下1cm,右下腹轻压痛。血常规:白细胞2.0×10^9/L,中性粒细胞0.34。

2. 该患者可能患了下列哪种疾病( )
   A. 甲型病毒性肝炎　B. 乙型病毒性肝炎
   C. 伤寒　　　　　　D. 肝硬化
   E. 细菌性痢疾

3. 下列哪项护理措施是不正确( )
   A. 用大剂量退热药降温
   B. 记录24小时的出入量
   C. 补充足够营养及水分
   D. 做好口腔及皮肤护理
   E. 严密观察生命体征

(4～6题共用题干)

男,32岁,因"腹胀、腹痛、腹泻、高热7天"入院,体格检查:体温39℃,脉搏70次/分,血压108/76mmHg。在胸腹部皮肤见4个玫瑰疹,右下腹轻压痛。血常规:白细胞2.5×10^9/L,中性粒细胞0.32。

4. 护士应采取的主要隔离方法是( )
   A. 呼吸道隔离　　B. 消化道隔离
   C. 血液隔离　　　D. 体液隔离
   E. 血制品隔离

5. 该患者出现最严重的并发症是( )
   A. 肠炎　　　　　B. 阑尾炎
   C. 肠穿孔　　　　D. 肠出血
   E. 肠痉挛

6. 护士在指导饮食护理时下列哪项不正确( )
   A. 退热后逐渐过渡到无渣或少渣半流质饮食
   B. 发热期间给予高热量、高蛋白质、易消化流质饮食
   C. 腹胀时以牛奶摄入为主
   D. 既要补充营养,又要防止饮食不当导致的并发症
   E. 少食多餐,避免暴饮暴食

(章淑萍)

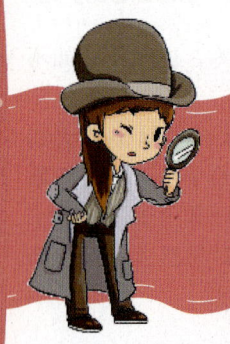

第十三章 霍乱患者的护理

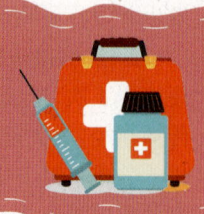

霍乱是由霍乱弧菌引起的烈性肠道传染病。发病急、传播快，临床表现轻重不一，轻者仅有轻度腹泻；典型者发病急骤，剧烈泻吐大量"米泔水"样肠内容物，引起严重脱水电解质紊乱、酸碱平衡失调、周围循环衰竭及急性肾衰竭，治疗不及时病死率极高。在《中华人民共和国传染病防治法》中，被列为甲类传染病，属于国际检疫的传染病。

一、概 述

霍乱弧菌革兰染色阴性，菌体短小呈弧形或逗点状，菌体末端有鞭毛，运动极为活跃，粪便直接涂片呈"鱼群状"排列（图13-1）。根据霍乱弧菌的生化性状、O抗原的特异性和致病性等不同，将霍乱弧菌分为3群。①O_1群霍乱弧菌：包括古典生物型和埃尔托生物型，本群是霍乱的主要致病菌。②不典型O_1群霍乱弧菌：在体内外均不产生肠毒素，无致病性。③非O_1群霍乱弧菌：又称为不凝集弧菌，可分为200个以上血清型，一般无致病性，其中的O_{139}血清型能引起流行性腹泻。霍乱弧菌兼性厌氧菌，耐碱不耐酸，在碱性环境中生长繁殖快。霍乱弧菌有耐热的菌体(O)抗原和不耐热的鞭毛(H)抗原，H抗原为霍乱弧菌所共有，O抗原特异性高，是霍乱弧菌分群和分型的基础。霍乱弧菌能产生神经氨酸酶、血凝素、肠毒素及菌体裂解所释放的内毒素，其中肠毒素不耐热，56℃ 30分钟即破坏，是主要的致病力。霍乱弧菌在冰箱内的鲜肉、鱼虾水产品、牛奶中的存活时间分别是1周、1~3周、2~4周，在砧板和抹布上可存活相当长的时间。对热、干燥、酸及消毒剂均敏感，干燥2小时或加热55℃ 10分钟或煮沸1~2分钟即可死亡，2%漂白粉、0.2%~0.5%过氧乙酸溶液数分钟便可将其杀灭，在正常胃酸中仅能存活5分钟。

霍乱弧菌侵入人体后是否发病，主要取决于机体的免疫力和霍乱弧菌的致病力。霍乱弧菌经口进入胃内后，未被胃酸杀死的霍乱弧菌进入小肠，黏附在小肠上段黏膜上皮细胞上，大量繁殖并产生霍乱肠毒素，引起肠液过度分泌以至超过了肠道正常吸收能力，形成特征性的剧烈水样腹泻与呕吐，由于剧烈泻吐导致失水，使胆汁分泌减少，泻吐物呈典型的"米泔水"样，霍乱肠毒素还能使肠黏膜分泌黏液增多，使水样便中含大量黏液（图13-2）。

霍乱主要病理变化为严重脱水，器官实质性损害不明显。大量泻吐引起水和电解质严重丢失是本病的主要病理生理改变，临床上呈现重度脱水、低血容量性休克、低钾和代谢性酸中毒，进而造成急性肾衰竭、意识障碍。

> **临床链接**
>
> 霍乱免疫原理：霍乱康复者对霍乱弧菌感染至少可产生3年的免疫力。这种免疫力主要依靠人体产生的保护性抗体，其中以具有杀霍乱弧菌活性的菌体O抗原和阻断毒素作用的抗毒素抗体最为重要，它们通过抑制细菌在小肠定居和繁殖，并阻断霍乱毒素而起保护作用。

考点：霍乱属于甲类传染病

第十三章 霍乱患者的护理

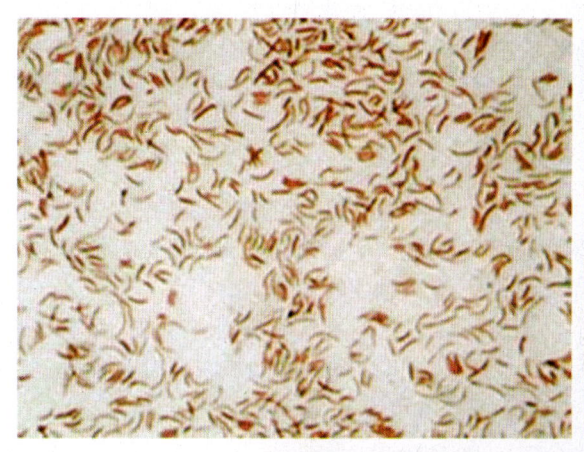

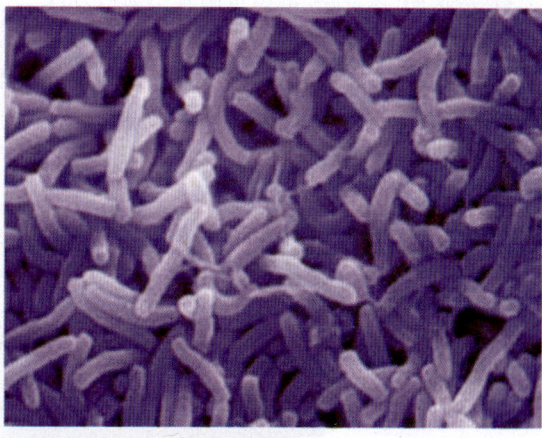

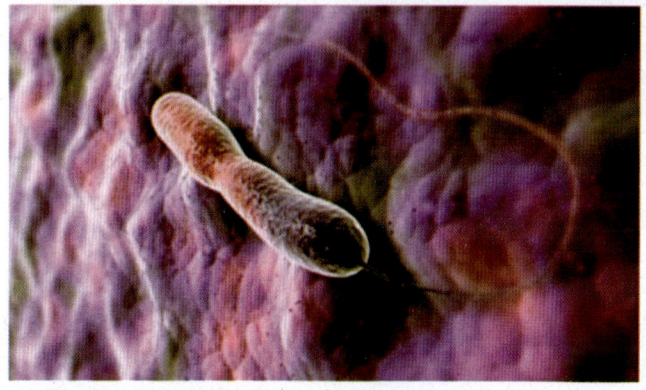

图 13-1 霍乱弧菌

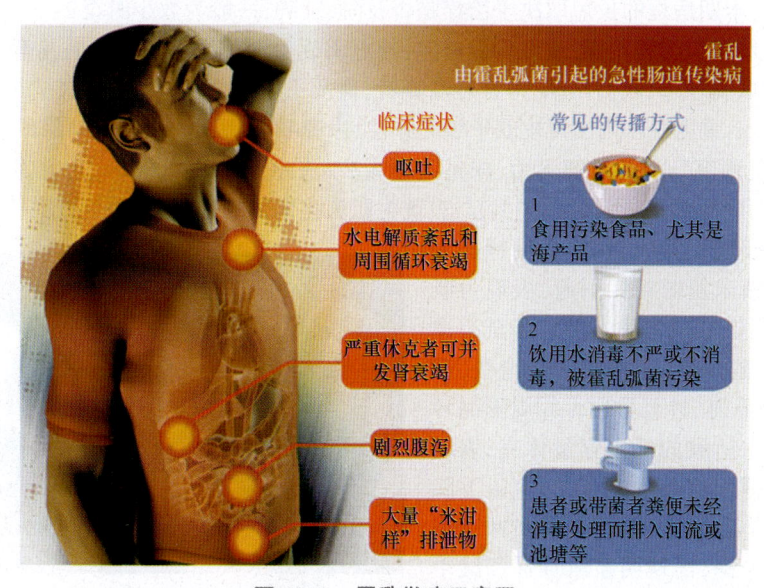

图 13-2 霍乱发病示意图

二、护理评估

(一)流行病学资料

1. 传染源　患者和带菌者是主要传染源。中、重型患者排菌量大,传染性强。轻型患者、隐性感染者、潜伏期、恢复期、健康带菌者不易被发现,不能及时治疗与隔离,而成为重要的传染源。

2. 传播途径　主要通过污染的水、食物及日常生活密切接触、苍蝇媒介而经口传播,其中经水传播是最重要的传播途径,常呈暴发流行。食物传播的作用仅次于水,日常生活密切接触和苍蝇的传播是散发病例的主要途径(图13-3)。

考点：霍乱的主要传播途径

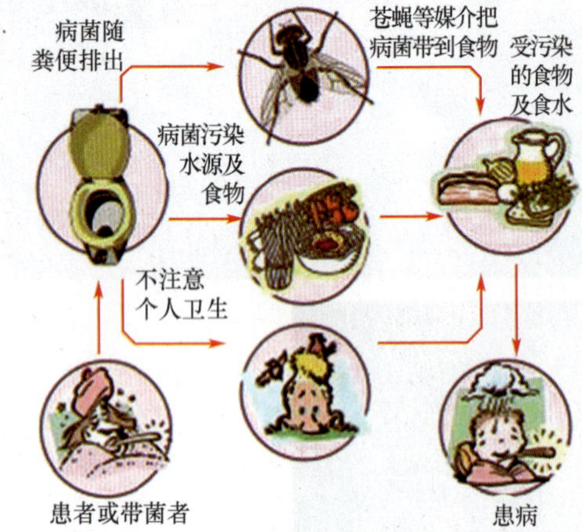

图13-3　霍乱传染流程图

3. 易感人群　普遍易感,隐性感染较多。病后可获得一定免疫力,能产生抗菌抗体和抗肠毒素抗体,但维持时间短暂,有再感染的可能。

4. 流行特征　我国夏秋季为流行季节,以7～10月为多。地区分布以沿海一带如广东、广西、福建、浙江、江苏、上海等省市为多。

（二）身心状况

潜伏期平均1～3天。多急骤起病,古典生物型与O_{139}型霍乱弧菌引起的霍乱,症状较重,埃尔托生物型所致者轻型较多,常为隐性感染。

1. 典型霍乱　临床经过可分3期。

（1）泻吐期：①腹泻,是发病的第一个症状,无发热及里急后重感,多数不伴腹痛。大便量多次频,每次可超过1000ml,每日可达数十次,甚至排便失禁,最初大便有粪质,后为黄色水样便或"米泔水"样便,有肠道出血者排洗肉水样便,无粪臭,排便后自觉腹部轻快感。O_{139}血清型霍乱的发热、腹痛比较常见,且可以并发菌血症等肠外感染。②呕吐:一般发生在腹泻后,多呈喷射状,少有恶心,呕吐物初为胃内容物,后为水样,严重者可呕吐"米泔水"样液体。此期持续数小时至1～2天。

（2）脱水期：本期病程的长短取决于治疗是否及时、正确,一般为数小时至2～3天。①脱水表现：轻度脱水可见皮肤和口舌稍干燥、皮肤弹性略差,神志无改变,失水量约1000ml,儿童为70～80ml/kg；中度脱水患者皮肤弹性差,眼窝凹陷,声音轻度嘶哑,血压下降和尿量减少,失水量3000～3500ml,儿童为80～100ml/kg；重度脱水则出现皮肤干皱无弹性、声音嘶哑、眼眶下陷、两颊深凹、舟状腹、神志淡漠或不清的"霍乱面容",患者极度无力,尿量明显减少,失水量约为4000ml,儿童为100～120ml/kg。②低钠：由严重泻吐导致钠盐大量丢失引起,表现为肌肉痉挛疼痛和呈强直状态,其中以腓肠肌、腹直肌最为突出。③低钾综合征：由腹泻使钾盐大量丢失,大量补液未及时补钾引起,表现为肌张力减弱,腱反射减弱或消失,腹胀、甚至心律失常。④代谢性酸中毒：表现为呼吸增快,严重者可出现意识障碍、甚至昏迷。⑤周围循环衰竭：是严重失水所致的低血容量休克,表现为四肢厥冷,脉搏细速或不能触及,血压下降或不可测出,心音低弱,呼吸浅促,尿量减少或无尿,血尿素氮升高,出现明显尿毒症和酸中毒,脑部供血不足出现意识障碍、烦躁不安,继而转为呆滞,嗜睡甚至昏迷(图13-4)。

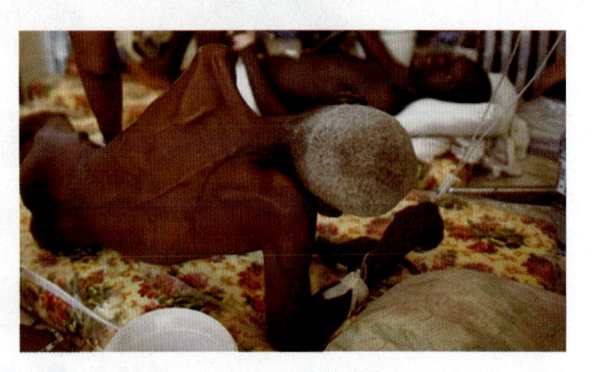

图13-4　霍乱患者

（3）恢复期(反应期)：脱水纠正后,症状逐渐消失,体温、脉搏、血压恢复正常。少数患者因循环改善后肠毒素吸收增加,又出现反应性发热,体温波动于38～39℃,一般持续1～3天后自行消退,儿童多见。

考点：典型霍乱的临床表现

2. 临床类型　根据脱水程度、血压和尿量等,临床上将霍乱分为轻、中、重三型。①轻型:起病缓慢,腹泻每日不超过10次,为稀便或稀水样便,一般不伴呕吐,持续腹泻3~5天后恢复,无明显脱水表现。②中型(典型):有典型泻吐症状,腹泻每日达10~20次,为水样便或"米泔水"样便,量多,有明显失水体征,血压下降,收缩压(70~90mmHg),24小时尿量500ml以下。③重型:除有典型腹泻(每天20次以上)和呕吐症状外,严重失水,出现循环衰竭,表现为脉搏细速或不能触及,血压明显下降,收缩压低于70mmHg或不能测出,24小时尿量50ml以下。极少数患者病情急骤,发展迅速,尚未出现泻吐症状即发生中毒性休克而死亡,称为"暴发型"或"中毒型"或"干性霍乱"。

3. 并发症　①急性肾衰竭:是最常见的严重并发症,也是常见的死因。由于剧烈频繁泻吐,严重失水,导致休克而又未及时纠正所引起,表现为尿量减少甚至无尿,氮质血症。②急性肺水肿:由于代谢性酸中毒导致肺循环高压,同时因大量补充不含碱性液的盐水,且过快输注而诱发或加重肺水肿。

4. 心理-社会状况　患者因起病急、症状重,病情进展快,实施严密隔离常出现焦虑、恐惧等心理。

(三) 辅助检查

1. 血液检查　①血常规检查:脱水导致血液浓缩,红细胞计数、白细胞计数均增高。②血生化检查:血清钾由于治疗前细胞内钾离子外移可在正常范围,当酸中毒纠正后,钾离子移入细胞内而出现低钾血症,并发肾衰竭者血尿素氮、肌酐升高。③血清学检查:霍乱弧菌感染后能产生抗菌抗体和抗肠毒素抗体。该检查主要用于流行病学的追溯诊断和粪便培养阴性的可疑患者的诊断。

2. 粪便检查　采集患者新鲜粪便进行以下检查。①粪便常规:可见黏液及少许红细胞、白细胞。②动力试验及制动试验:将新鲜粪便滴于玻片上,暗视野镜检,可见呈穿梭状快速运动的弧菌,即为动力试验阳性。随后加上1滴O_1群抗血清,如细菌停止运动,提示标本中有O_1群霍乱弧菌,如细菌仍活动,再加上1滴O_{139}群抗血清,细菌活动消失,则证明为O_{139}群霍乱弧菌,该检查可作为霍乱流行期间的快速诊断方法。③涂片染色镜检:可见排列呈鱼群状革兰阴性弧菌,暗视野下呈流星样运动。④增菌培养:所有被怀疑的霍乱患者的粪便,除做显微镜检外,均应进行增菌培养,并且粪便留取应在使用抗菌药之前,且应尽快送检。增菌培养和分离培养能提高霍乱弧菌的检出率,有助于早期诊断。⑤荧光抗体检查:准确率达90%,1~2小时出结果。

3. 尿液常规检查　可见少许红细胞、白细胞、蛋白和管型。

4. 核酸检测　应用PCR检测霍乱弧菌,是新近快速诊断霍乱的方法。

(四) 治疗要点

治疗原则是严格隔离、及时补液、辅以抗菌和对症治疗。及时补充液体和电解质是治疗本病的关键环节。补液的原则是早期、快速、足量,先盐后糖、先快后慢,纠酸补钙,见尿补钾。抗菌治疗能缩短病程,减少腹泻次数和迅速从粪便中清除病原菌,仅作为液体治疗的重要辅助措施,常用药物有喹诺酮类如环丙沙星或诺氟沙星等,亦可用四环素、氨苄西林、氯霉素、多西环素等。严重脱水、休克经充分扩容、纠正酸中毒后循环仍未改善时,可酌情应用血管活性药物,如多巴胺、间羟胺静脉滴注,还可静脉滴注地塞米松或氢化可的松。低钾者补钾。

三、护理诊断及合作性问题

1. 腹泻　与霍乱肠毒素引起肠黏膜生理功能失调有关。
2. 体液不足　与频繁剧烈的泻吐导致严重脱水、循环衰竭有关。
3. 恐惧　与突然起病、病情发展迅速及实施严格消毒隔离有关。
4. 潜在并发症　循环衰竭、急性肾衰竭。

四、护理目标

患者泻吐症状得到控制;脱水得到及时补充,电解质、酸碱平衡得到纠正;患者并发症得到有效的预防和处理。

五、护理措施

（一）一般护理

1. **休息与隔离** 绝对卧床休息，床边放置容器，协助患者排便，严重者最好卧于带孔的床上，床下对孔放置便器，减少搬动。按甲类传染病执行严密隔离和消化道隔离，及时上报疫情，发现疫情就地隔离，以免疫情扩散。直至症状消失后6天，并隔日粪便培养1次，连续3次阴性，方可解除隔离。患者出院时洗澡、更换清洁衣裤。

2. **饮食护理** 剧烈泻吐期间应禁食，泻吐不剧烈者可给温热低脂流质（如米汤、果汁、淡盐水等，尽量避免应用牛奶、豆浆等易引起胀气的食物）；恢复期进食清淡、易消化、富含营养的半流质饮食或软食；少食多餐，循序渐进，缓慢过渡到普食；创造良好的进食环境，同时注意食物的色香味。

（二）病情观察

每0.5~1小时监测生命体征1次，有条件者给予持续心电监护、中心静脉压测定；密切观察腹泻、呕吐情况及其性质、次数、量、颜色、性状，严格记录24小时出入量；根据皮肤弹性、血压、尿量、神志等变化判断脱水程度；关注血清钾、钠、氯、钙、血气分析、二氧化碳结合力、尿素氮等化验结果，注意水、电解质紊乱症，特别是低钾表现，如肌张力减退、鼓肠、心律失常等。发现异常及时报告医生。

（三）对症护理

1. **剧烈泻吐** 保持臀部、肛周、会阴皮肤清洁干燥，保持口腔清洁。
2. **腹直肌及腓肠肌痉挛** 可用局部热敷、按摩、针灸的方法止痛或按医嘱给予药物治疗。
3. **体温不升、循环不良、年老体弱者** 应注意保暖。
4. **并发急性肾衰竭** 要尽快纠正代谢性酸中毒，确保水、电解质、酸碱平衡，严重者可采取透析治疗，做好配合治疗和护理。
5. **并发心力衰竭和肺水肿** 减慢输液速度或暂停输液，遵医嘱应用强心药物，如毒毛花苷K、毛花苷C（西地兰），必要时应用呋塞米，也可应用哌替啶（度冷丁）镇静。

（四）用药护理

遵医嘱正确进行补液治疗，是抢救霍乱患者的关键。迅速建立至少2条静脉通道或做中心静脉穿刺，输液的同时监测中心静脉压的变化，以判断病情和疗效。制定周密的输液计划，可应用输液泵以保证及时准确地输入液体，大量或快速输液时，液体应加温至37~38℃，以免出现不良反应。补液过程中应仔细观察输液效果、有无输液反应和急性肺水肿，出现异常应及时报告医生并协助处理。遵医嘱用抗菌药、血管活性药、强心药、利尿剂、碳酸氢钠、氯化钾等药物并注意观察药物疗效和不良反应。

考点：霍乱用药护理

（五）心理护理

与患者进行有效沟通，满足其合理需求，创造清洁舒适的适宜环境。解释病情的经过和消毒隔离的重要性，及时清除排泄物、更换污染的床单，帮助患者消除恐惧心理，树立战胜疾病的信心，主动配合治疗和护理。

六、健康指导

1. **疾病知识指导** 向患者及其亲属说明霍乱是烈性肠道传染病，起病急、传播快，重症者死亡率高，是国家法定管理的甲类传染病，故对疫点、疫区需进行严密封锁，并进行严密隔离和消化道隔离，以防疫情扩散；讲解有关霍乱的病因、传播途径、临床特征、疾病过程、治疗方法等，尤其要强调补液、休息对疾病治疗的重要性，使患者配合治疗，以尽快控制病情发展；告知霍乱的消毒、隔离知识、预防措施；说明霍乱及时诊断及处理的重要性。

2. 疾病预防指导　养成良好的个人卫生习惯,如饭前便后洗手、不饮生水、不吃生的或未煮熟的水产品,流水清洗并经常消毒餐具;加强对饮水、饮食(如餐厅、集体食堂、个体饮食店、摊点等)、农贸集市、粪便的管理;严禁用未经无害化处理的粪便施肥;经常灭蝇、灭蟑螂、灭鼠等;霍乱流行期间,发动群众自觉停止一切宴请聚餐,有泻吐症状者及时到医院就诊(图13-5)。

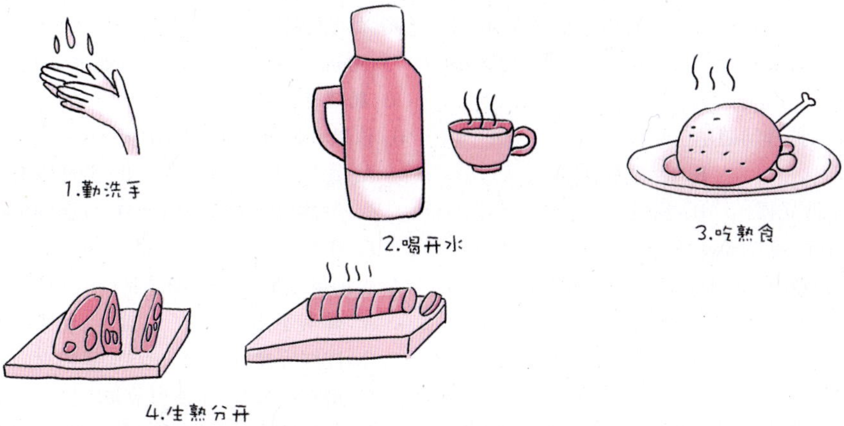

图13-5　霍乱的预防措施

护考链接

霍乱患者治疗的关键措施是(　　)　A. 止泻、止吐　B. 抗病原　C. 强心、利尿　D. 镇静、止痛　E. 补液、补盐

点评:霍乱的发病主要与霍乱弧菌产生的肠毒素引起水、电解质大量丢失有关,遵医嘱正确进行补液治疗,是抢救霍乱患者的关键。

七、护理评价

患者泻吐症状是否得到控制;脱水是否得到及时补充,电解质、酸碱平衡是否得到纠正;并发症是否得到有效的预防和处理。

小结

霍乱是由霍乱弧菌引起的烈性肠道传染病。发病急、传播快,临床表现轻重不一,轻者仅有轻度腹泻;典型者发病急骤,剧烈泻吐大量"米泔水"样肠内容物,引起严重脱水电解质紊乱、酸碱平衡失调、周围循环衰竭及急性肾衰竭,治疗不及时病死率极高。霍乱为甲类传染病,属于国际检疫的传染病。治疗原则是严格隔离、及时补液、辅以抗菌和对症治疗。及时补充液体和电解质是治疗本病的关键环节,护理工作的重点是遵医嘱正确进行补液治疗。

自 测 题

A₁型题

1. 霍乱发病的第一个症状为(　　)
   A. 呕吐　　　　　B. 腹泻
   C. 腹痛　　　　　D. 发热
   E. 三肌肉痉挛

A₂型题

2. 一患者来自霍乱流行区,突起腹泻,每天腹泻15次,呈水样便,伴有呕吐,24小时尿量200ml。查体:血压77/53mmHg。大便镜检:白细胞0~5个/HP。考虑为霍乱,其确诊依据(　　)
   A. 典型的临床表现
   B. 粪便、呕吐物培养阳性
   C. 与霍乱患者密切接触史
   D. 大便常规仅见少数白细胞

E. 大便悬滴镜检阳性

A₃/A₄型题

(3~5题共用题干)

患者,男,19岁,学生,由沿海某市回校,在途中一码头食冷稀饭一碗,次日突起腹泻,一天20余次,继之呕吐,无明显腹痛。查体:体温36.5℃,中度失水,血压75/53mmHg。大便镜检:白细胞0~1个/HP。疑为霍乱。

3. 目前最主要的护理问题是( )
   A. 体液不足　　　　B. 活动无耐力
   C. 皮肤完整性受损　D. 恐惧
   E. 潜在并发症:急性肾衰竭

4. 霍乱患者的剧烈腹泻主要是由哪一因素引起( )
   A. 神经氨酶　　　　B. 血凝素
   C. 霍乱内毒素　　　D. 霍乱肠毒素
   E. 酶

5. 预防霍乱较为完整的措施是( )
   A. 隔离、治疗患者
   B. 流行季节预防服药
   C. 流行季节预防接种
   D. 隔离治疗患者,切断传播途径,疫区人群进行预防注射
   E. 封锁疫点、疫区

(6~8题共用题干)

男,29岁,因"腹泻12小时"入院。患者在12小时前开始出现腹泻,12小时内排大便已近20次,初为黄色水样便,后呈"淘米水色",呕吐4次,最后2次亦呈"淘米水色"。病前一天曾进食过海鲜。查:脉搏96次/分,搏动弱,体温36.5℃,呼吸26次/分,血压75/50mmHg,神志清,皮肤弹性差,口唇干燥,眼窝凹陷,肠鸣音活跃。

6. 该患者最可能患何种疾病( )
   A. 急性胃炎　　　　B. 急性肠炎
   C. 急性胃肠炎　　　D. 细菌性痢疾
   E. 霍乱

7. 目前最主要的护理问题是( )
   A. 体液不足　　　　B. 活动无耐力
   C. 皮肤完整性受损　D. 恐惧
   E. 潜在并发症:急性肾衰竭

8. 目前最主要的护理措施是( )
   A. 遵医嘱应用抗生素
   B. 遵医嘱快速静脉补充液体
   C. 遵医嘱止吐、止泻
   D. 按甲类传染病进行隔离
   E. 监测生命体征

(任玉尧)

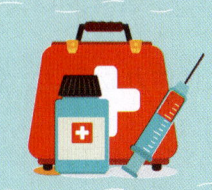

第十四章 流行性脑脊髓膜炎患者的护理

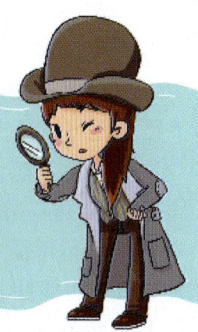

流行性脑脊髓膜炎简称流脑,是由脑膜炎球菌(又称为脑膜炎奈瑟菌)引起的急性呼吸道传染病。主要临床表现为突发高热、头痛、呕吐及皮肤黏膜瘀点、瘀斑和脑膜刺激征,严重者可导致感染性休克和脑实质损害,脑脊液呈化脓性改变。主要经空气飞沫传播,冬春季多发,儿童发病率高。

一、概　述

流脑的主要病原体是脑膜炎球菌,属奈瑟菌属,革兰染色阴性,呈肾形或豆形,多成对排列(图14-1)。脑膜炎球菌仅存在于人体,存在于带菌者的鼻咽部及患者的血液、脑脊液及皮肤黏膜瘀点、瘀斑的穿刺液中。根据细菌表面特异性多糖抗原的不同,该菌可分为A、B、C、D、E、X、Y、Z、W135、H、I、K和L 13个血清群,以A、B、C三群最多见,国内流行以A群为主,近年也出现过C群的流行。裂解时可释放内毒素,是致病的重要因素。脑膜炎球菌属于专性需氧菌,对外界抵抗力弱,不耐热,对干燥、寒冷和一般消毒剂均敏感,一般温度低于30℃或高于50℃时便可死亡。由于在体外能产生自溶酶而自溶死亡,故标本采集后应注意保暖并及时送检。

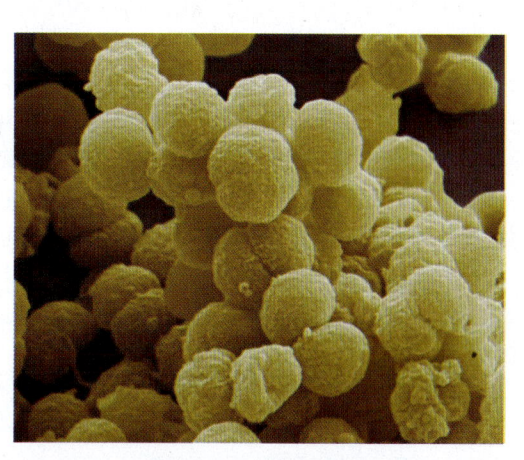

图14-1　脑膜炎球菌

脑膜炎球菌通过鼻咽部侵入人体后,是否发病取决于细菌致病力和人体免疫力。当人体免疫力强时细菌被杀灭;如免疫力较弱,则细菌可在鼻咽部繁殖而成为无症状带菌者,或仅有轻微呼吸道感染症状而自愈;若机体免疫力明显低下或细菌致病力较强,则细菌可进入血循环而引起暂时的菌血症,绝大多数可无明显症状或仅表现为皮肤出血点,极少数患者可发展为败血症,突破血-脑屏障侵犯脑脊髓膜而导致化脓性脑膜炎。

细菌在血液中释放内毒素是重要的致病因素。内毒素使全身小血管痉挛,内皮细胞损伤,血管壁炎症、坏死、出血及血栓形成,致使皮肤、黏膜出现瘀点和瘀斑、内脏广泛出血和有效循环血量减少,引起感染性休克,发生DIC,进一步加重微循环障碍,最终造成多器官功能衰竭;血-脑屏障破坏后,使血液中的大分子物质及吞噬细胞进入脑脊液,引起脑膜和脊髓膜化脓性炎症,表现为血管充血、水肿、渗出,引起脑水肿、颅内压增高和脑脊液混浊,出现惊厥、昏迷等症状;炎症侵袭和粘连可导致颅神经损害;炎性分泌物阻塞脑室孔可产生脑积水。暴发病例炎症可累及脑实质,引起脑组织充血、水肿、出血、坏死,使颅内压显著升高,可发生脑疝而迅速致死。

二、护理评估

(一) 流行病学资料

1. 传染源　主要是患者和带菌者。从潜伏期末到急性期均有传染性,一般不超过发病后10天,经抗菌治疗后迅速失去传染性。本病隐性感染率高,带菌者因无症状而不易被发现,故传染威胁性更大,是最重要的传染源。

考点：流脑最重要的传染源

2. 传播途径 主要经空气飞沫传播，空气不流通处2米以内的接触者均有感染的危险。2岁以下婴幼儿可因怀抱、喂奶、同睡、亲吻等密切接触而传播。

3. 人群易感性 人群普遍易感，病后可获得持久免疫力。6个月～2岁的婴幼儿抗体力最低，发病率最高，随年龄增长，经多次隐形感染而获得免疫力，发病率逐渐下降。

4. 流行特征 全年均可发病，冬春季多见，11月开始流行，次年3、4月为高峰期，5月开始下降。大城市发病率低，中小城市和乡镇发病率高，山区、偏僻农村可呈暴发流行。本病呈周期性流行，一般每3～5年小流行，7～10年大流行。发病年龄以15岁以下儿童居多，婴幼儿从2～3个月开始，6个月～2岁的小儿发病率最高。

（二）身心状况

1. 症状和体征 潜伏期1～7天，一般为2～3天。根据病情和病程可分为普通型、暴发型和轻型。

(1) 普通型：最常见，占全部病例的90%以上。

1) 前驱期(上呼吸道感染期)：一般持续1～2天。可有低热、咽痛、咳嗽等非特异性上呼吸道感染症状。

2) 败血症期：起病急，突发寒战、高热(39～40℃)、头痛，伴有食欲缺乏、呕吐和精神委靡等毒血症状。婴幼儿常表现为哭闹、拒食、皮肤感觉过敏(拒抱)和惊厥等。多数病例发病数小时后出现皮肤、眼结膜或软腭黏膜瘀点、瘀斑(图14-2)，严重者可发展至全身，融合成大片皮下出血，中央因血栓形成而呈紫黑色坏死或大疱，是本期的特征性表现。本期持续1～2天后发展为脑膜炎期。

> **护考链接**
> 流行性脑脊髓膜炎患者典型的皮肤黏膜体征是( ) A. 瘀点、瘀斑 B. 色素沉着 C. 白斑 D. 发绀 E. 黄疸
> 点评：典型流行性脑脊髓膜炎患者败血症期出现皮肤黏膜瘀点瘀斑是特征性表现。

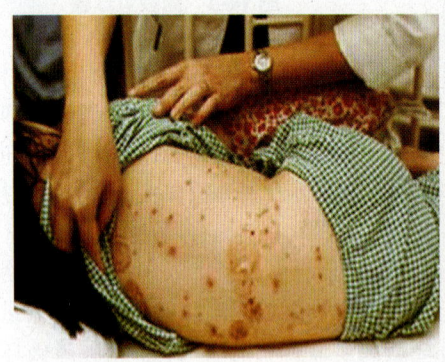

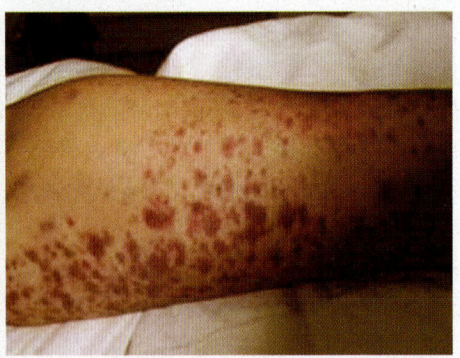

图14-2 脑膜炎患者瘀点、瘀斑

3) 脑膜炎期：持续2～5天。败血症期的毒血症状、体征仍然存在，高热持续不退，出现明显的中枢神经系统症状，剧烈头痛、频繁呕吐、狂躁及脑膜刺激征阳性。神志障碍以淡漠、嗜睡多见，严重者可出现昏迷和惊厥。部分婴幼儿可因囟门未关闭而表现为前囟膨隆，张力增大，脑膜刺激征不明显。

4) 恢复期：体温逐渐正常，皮肤瘀点、瘀斑被吸收或结痂，症状好转，神经系统恢复正常，一般在1～3周痊愈。

考点：普通型流脑的临床表现

(2) 暴发型：起病急骤，病情凶险，如得不到及时治疗可在24小时内死亡。分为以下3型。

1) 休克型：突发寒战、高热，严重者体温不升，伴呕吐、头痛及严重的全身毒血症状。全身皮肤广

泛瘀点、瘀斑,迅速融合成片,中央坏死。特征性表现是面色苍白、唇周及指端发绀、四肢湿冷、血压下降等循环衰竭症状,易并发 DIC。脑膜刺激征和脑脊液改变不明显。

2)脑膜脑炎型:主要以脑膜、脑实质损害为特征。颅内压增高(剧烈头痛、喷射状呕吐、视乳头水肿)是本型的突出表现,严重者可发生脑疝、呼吸衰竭而死亡。

3)混合型:最严重的类型,兼有上述2型的临床表现,病情极严重,病死率可高达80%。

(3)轻型:多发生于流行后期,病变轻微,临床表现以低热、咽痛等轻微上呼吸道感染症状为主,皮肤可有少量细小出血点和脑膜刺激征,无意识改变,脑脊液多无明显变化,多数可不治而愈。咽拭子培养可有病原菌。

2. 心理-社会状况　本病起病急,症状重,病情变化迅速,患者及家属常因疾病后期出现功能障碍或后遗症而产生抑郁、消极、悲观情绪。应评估患者及家属对疾病的认知程度。

（三）辅助检查

1. 血常规　白细胞总数明显增多,多在 $20×10^9/L$ 以上,中性粒细胞比例高达 80%~90%。并发 DIC 者,血小板明显减少。

2. 脑脊液检查　脑脊液压力增高,外观混浊或脓样,细胞数明显增多,在 $1000×10^6/L$ 以上,以中性粒细胞为主,蛋白含量增多,而糖、氯化物减少。

3. 细菌学检查　是确诊的重要方法。皮肤瘀点或脑脊液沉淀物镜检可见革兰阴性球菌,有早期诊断价值。血液、皮肤瘀点穿刺液及脑脊液培养可获病原体。

4. 血清免疫学检查　是近年来开展的流脑快速诊断方法。敏感性高、特异性强,适用于已用抗生素治疗而细菌学检查阴性者。

（四）治疗要点

1. 一般治疗　早期诊断、早期治疗,执行呼吸道隔离。密切观察病情变化,保证热量、水分和电解质的供给,保持口腔、皮肤清洁,保持呼吸道通畅。积极预防并发症。

2. 对症治疗　高热时给予物理降温,酌情使用退热药物;颅内压增高者应用脱水剂降低颅内压,常用20%甘露醇250ml快速静脉滴注,可反复用药。

3. 病原治疗　本病的主要治疗方法,应早期、足量应用能够透过血-脑屏障的敏感抗生素。常用药物如下。

(1)青霉素G:脑膜炎球菌对青霉素仍高度敏感,是公认的高效、低毒、廉价的首选杀菌药物。由于青霉素G不易通过血-脑屏障,故需要大剂量用药,5~7天为一个疗程。

(2)头孢菌素:第三代头孢菌素对脑膜炎球菌抗菌活性强,易透过血-脑屏障,且毒性低,主要用于病情较重或不能用青霉素G和氯霉素的患者。

(3)氯霉素:对脑膜炎球菌有良好的抗菌活性,易透过血-脑屏障,但对人体的毒性较大,可抑制骨髓造血功能,故不作为首选,主要用于不能使用青霉素或病原不明的患者。

4. 暴发型流脑　休克型在积极抗休克的同时及早应用抗生素治疗;脑膜脑炎型在应用抗生素的同时减轻脑水肿,防治脑疝等并发症。

考点:流脑的病原治疗

三、护理诊断与合作性问题

1. 体温过高　与脑膜炎球菌感染有关。
2. 有皮肤黏膜完整性受损的危险　与皮肤黏膜瘀点、瘀斑有关。
3. 组织灌注量改变　与内毒素导致微循环障碍有关。
4. 潜在并发症　颅内高压、呼吸衰竭、脑疝。

四、护 理 目 标

患者体温降至正常,自诉舒适感增加;保持生命重要器官的组织灌注量正常,表现为血压、脉搏正常；皮肤保持完整，无破损；无并发症发生。

五、护理措施

（一）一般护理

(1) 绝对卧床休息，保持安静、舒适的病房环境，减少各种刺激，避免诱发惊厥。
(2) 执行呼吸道隔离，保持病房空气流通，定期空气消毒。
(3) 鼓励患者多喝水，给予营养丰富、易消化的流质、半流质饮食。
(4) 呕吐时头偏向一侧，预防误吸；颅内高压患者抬高头部；腰椎穿刺者去枕平卧4~6小时。

（二）病情观察

密切观察生命体征及皮肤瘀点、瘀斑的情况，如发现面色苍白、四肢厥冷、发绀、皮肤呈花斑状、血压下降，或瘀点、瘀斑迅速融合成片，应立即报告医生并按休克护理。如出血情况严重，血小板减少，疑有DIC者，应备好肝素和鱼精蛋白，及时按医嘱进行抗凝治疗。肝素静脉滴注时应注意滴速缓慢，并且不能和其他药物混合。必要时按医嘱输注新鲜血液、血浆和凝血酶原复合物以补充消耗的凝血因子。发现意识障碍加重、瞳孔对光反射迟钝、双目凝视、两侧瞳孔不等大等颅内高压、脑疝征象或者呼吸快慢深浅不均，呈双吸气、叹息样等中枢性呼吸衰竭表现，应立即报告医生，遵医嘱使用脱水剂和呼吸兴奋剂。若患者呼吸停止，应配合医生气管切开、气管插管，施行人工呼吸。记录24小时出入水量。

考点：流脑的病情观察要点

护考链接

暴发型流脑病情危重，病死率高，患者、家属均可产生焦虑及恐惧心理。护士进行护理时不妥的做法是（　　）
A. 镇静，守候在患者床前　　B. 鼓励患者朋友、家人探视　　C. 密切观察患者病情变化　　D. 取得患者及家属的信赖
E. 做好安慰解释工作

点评：患者病情危重，需要保持安静、进行抢救并采取呼吸道隔离，鼓励患者朋友、家人探视不妥。

（三）对症护理

(1) 体温>38.5℃，可选择冰敷、冷盐水灌肠等降温方法，不宜用乙醇擦浴，必要时安乃近滴鼻或小剂量安乃近肌内注射。头痛可酌情用可待因、阿司匹林；惊厥时可用镇静剂如地西泮肌内注射，或用10%水合氯醛灌肠，必要时可用亚冬眠疗法。
(2) 及时清理呼吸道异物，保持呼吸道通畅，必要时吸痰。给氧，出现呼吸衰竭时遵医嘱使用洛贝林等呼吸兴奋剂。若呼吸停止，应配合医生行气管切开、气管插管，实行机械通气，忌胸外心脏按压。
(3) 安全护理：意识障碍者，头偏向一侧，避免误吸呕吐物；昏迷患者注意有无尿潴留，及时给予排尿，以防患者躁动引起颅内压增高；烦躁不安者应加床档或约束四肢，以防坠床，必要时遵医嘱给予镇静剂。
(4) 皮肤护理
1) 在瘀点、瘀斑部位，病变局部不宜穿刺；水疱破溃后，以无菌生理盐水洗净后涂抗生素软膏，或遵医嘱理疗，以促进愈合。瘀点、瘀斑吸收过程中，常有痒感，应剪短患者指甲，避免抓破皮肤。
2) 昏迷患者每2小时翻身1次，翻身时避免推、拉、拽等动作，防止擦伤皮肤。定时按摩受压部位，以防压疮形成。

考点：流脑的皮肤护理要点

（四）用药护理

遵医嘱使用药物时应注意其用法、剂量、不良反应。应用青霉素，注意有无变态反应；如应用氯霉

素,注意有无胃肠道反应和骨髓抑制作用;应用甘露醇等脱水剂时,注意观察呼吸、心率、血压、瞳孔的变化,颅内高压、脑膜刺激征表现有无改善,并监测电解质平衡;强心剂的使用要严格掌握给药方法、剂量、间隔时间,观察心率、心律变化;应用肝素治疗 DIC 时,注意观察有无变态反应及出血情况。

(五)心理护理

向患者及家人讲解疾病有关知识,予以心理支持,消除紧张、焦虑、恐惧等心理。对有功能障碍或后遗症者,要帮助患者适应环境,给予患者关心和照顾,鼓励患者积极配合治疗与护理。

六、健康指导

1. 疾病知识指导　向患者及家属解释流脑的发病与流行特征,宣传流脑的护理知识和自我保健知识。遵医嘱正确用药,不能随意增减、更换或停止使用药物。患者应住院治疗,按呼吸道隔离至体温正常,症状消失后 3 日或不少于发病后 7 日。少数留有神经系统后遗症的患者,应指导其家属帮助患者进行功能锻炼和按摩等,以促进康复。

考点: 流脑隔离期限

2. 疾病预防指导　开展有关预防流脑的宣传教育;如保持室内通风,流行季节尽量避免到人群密集的公共场所,外出戴口罩。流行期间应重点宣讲流脑的主要临床表现、预后等,提醒社区居民在冬春季节发现小儿有感冒症状,尤其是高热、头痛、呕吐、颈项强直、皮肤瘀点等,应及时就诊。6 个月~15 岁的易感人群应接种流脑菌苗。对有密切接触者,可服用磺胺嘧啶进行预防,也可选用利福平、头孢曲松、氧氟沙星等口服预防。

七、护理评价

患者体温是否降至正常,舒适感是否增加;组织灌注量是否得到改善,血压、脉搏是否恢复正常;皮肤是否保持完整,有无破损、受伤;有无并发症发生。

> **小结**
>
> 流行性脑脊髓膜炎(简称流脑),是由脑膜炎球菌引起的急性呼吸道传染病。主要临床表现为突发高热、剧烈头痛、频繁呕吐及皮肤黏膜瘀点、瘀斑和脑膜刺激征,严重者可导致感染性休克和脑实质损害,脑脊液呈化脓性改变。抗菌治疗是本病的主要治疗方法,应早期、足量应用能够透过血-脑屏障的敏感抗生素。高热时给予物理降温,颅内压增高者应用脱水剂降低压力。护理工作的重点是执行呼吸道隔离,做好病情观察和对症护理。

自 测 题

A₁ 型题

1. 流脑最重要的传染源是(　　)
   A. 患者　　　　　B. 隐性感染者
   C. 慢性患者　　　D. 无症状带菌者
   E. 潜伏期患者

2. 流脑的主要传播途径主要是(　　)
   A. 接触传播　　　B. 空气飞沫传播
   C. 消化道传播　　D. 蚊虫叮咬
   E. 体液

A₂ 型题

3. 患儿,3 岁,因"高热、头痛、呕吐"就诊,诊断为"流行性脑脊髓膜炎",导致该病的主要病原菌是(　　)
   A. 乙脑病毒　　　B. 脑膜炎球菌
   C. 化脓性细菌　　D. 溶血性链球菌
   E. 铜绿假单胞菌

4. 患者,2 岁,诊断为"流行性脑脊髓膜炎"。患者败血症期会出现皮肤黏膜病变,典型变化是(　　)
   A. 红斑　　B. 水疱　　C. 瘀点、瘀斑
   D. 皮疹　　E. 溃疡

5. 8 岁女孩,突起高热、寒战,伴精神委靡,全身皮肤散在瘀斑。医生诊断为"流行性脑脊髓膜炎",患者体温过高的护理措施中,下列哪项不正确(　　)
   A. 密切观察病情　　B. 给予冰敷降温
   C. 给予乙醇擦浴降温　D. 必要时给予解热镇痛剂
   E. 必要时给予亚冬眠疗法

(孙军妹)

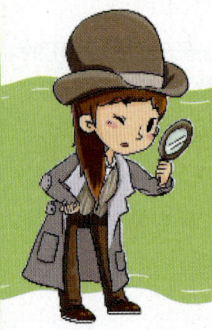

第十五章 钩端螺旋体病患者的护理

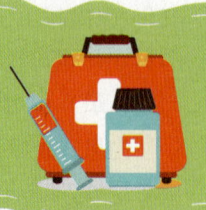

钩端螺旋体病简称钩体病,是由致病性钩端螺旋体(简称钩体)感染所引起的一种自然疫源性急性传染病。临床上主要表现为急起高热、全身酸痛乏力、结膜充血、淋巴结肿大、腓肠肌疼痛与压痛,严重者可致肺出血、黄疸、肝肾损害、脑膜炎等。

一、概　述

钩体是一种纤细的螺旋状微生物,呈细长丝状,圆柱形,螺旋盘绕细致,规则而紧密,状如未拉开弹簧表带样。钩体的一端或两端弯曲成钩状,菌体长度不等,一般为 6~20μm(图 15-1)。钩体运动活泼,沿长轴旋转运动,菌体中央部分较僵直,两端柔软,有较强的穿透力。钩体是需氧菌,革兰染色阴性,镀银染色常被染成褐色或黑色。最适合钩体生长的温度为 28~30℃,pH 7.2~7.5。钩体在 pH 7.0~7.5 的水或湿土中可存活 1~3 个月,在干燥环境下几分钟死亡,加热 56℃ 10 分钟即可杀灭,对常用消毒剂很敏感。

钩体抗原组成较复杂,与分型有关的抗原主要包括 P 抗原和 S 抗原两种。目前全世界已发现 24 个血清群,200 多个血清型。我国至少有 19 个血清群,74 个血清型。其中,以黄疸出血群、波摩那群、犬群、澳洲群、秋季热群、七日群和流感伤寒群多见,分布最广的是波摩那群。型别不同,毒力和致病力也不同,毒力最强、致病最重的是黄疸出血群。黄疸出血群是稻田型的主要菌群,波摩那群是洪水型和雨水型的主要菌群。

钩体病的病变基础是全身毛细血管感染中毒性损伤。其发病机制是钩体侵入人体后,经淋巴管或小血管至血循环迅速繁殖,产生毒素,引起全身毛细血管损伤,导致早期的钩体败血症。此后,钩体侵入肝、肾、肺、脑等组织器官引起相应病变,可表现为不同的类型,如肺出血型、黄疸出血型、肾衰竭型、脑膜脑炎型等。发病 1 周左右,机体发生免疫反应并产生相应的抗体,病情逐渐好转。部分患者可出现后发热、眼和神经系统后发症等。

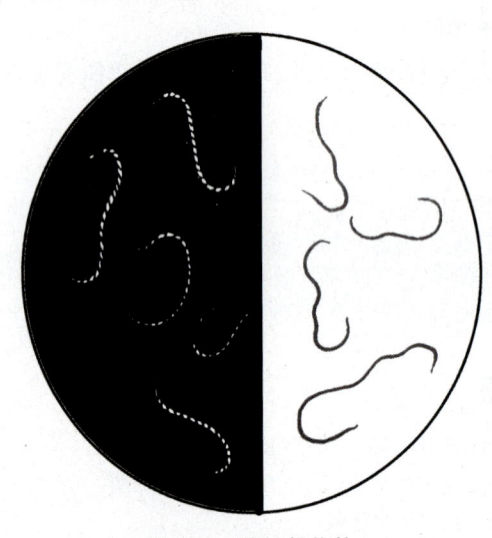

图 15-1　钩端螺旋体

二、护理评估

(一)流行病学资料

1. 传染源　钩体的动物宿主非常广泛,但主要传染源是鼠类和猪。我国南方以鼠类作为主要传染源,包括黑线姬鼠、黄胸鼠、褐家鼠和黄毛鼠等。黑线姬鼠为稻田型钩体病的主要传染源,所带病毒为黄疸出血群。鼠感染钩体后带菌时间长,带菌率高,通过排出含有钩体的尿液污染水、土壤和食物。猪是我国北方和沿海平原钩体病的主要传染源,所带钩体主要是波摩那群,易引起洪水型(雨水型)钩体病流行。患者排钩体较少,且尿液为酸性,不适宜钩体生存,故作为传染源的意义不大。

2. 传播途径

(1) 接触传播:直接接触病原体是本病的主要传播途径,皮肤(尤其是破损的皮肤黏膜)是钩体侵入人体的主要途径。

(2) 消化道传播:进食被钩体污染的食物而感染。

(3) 垂直传播:钩体可通过胎盘传给胎儿(图15-2)。

考点: 钩体病的传染源、主要传播途径

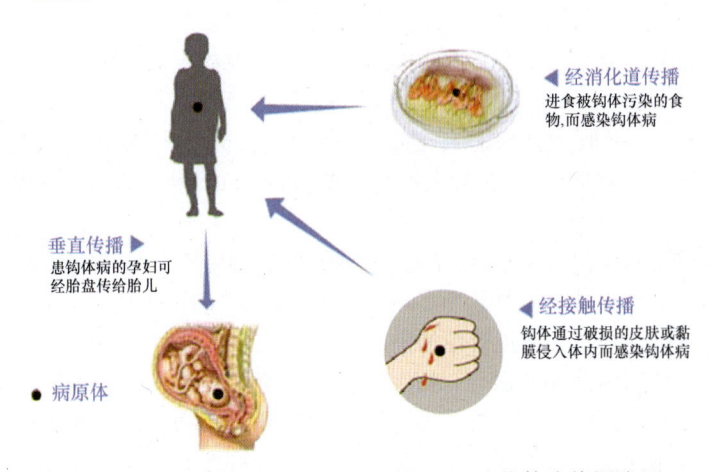

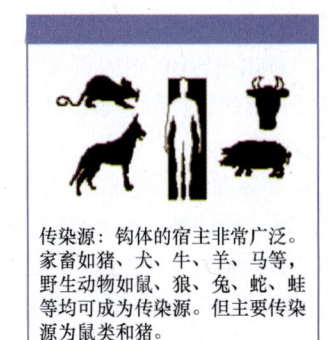

图15-2 钩体病传播途径

3. 人群易感性　人对钩体普遍易感。感染后对同型钩体产生较持久的免疫力,不同群的钩体间多无交叉免疫。以青壮年农民、渔民、牧民、屠宰工人、下水道工人、猎人等接触疫水较多的人员多见。非疫区居民新入疫区,易感染,且病情较重。

4. 流行特征　本病分布于世界各地,我国以西南和南方多见。多集中于多雨及水稻收割的夏秋季节(6~10月)。稻田型常在收割季节流行,洪水型在暴雨引起洪水后发生流行。

(二) 身心状况

1. 症状与体征　潜伏期2~28天,一般7~14天。典型的临床过程可分3期。

(1) 早期(钩体败血症期):主要为3个症状及3个体征。

1) 发热:急起发热,伴畏寒、寒战,体温迅速升高,达39℃左右,多为稽留热,部分可呈弛张热,热程约7天。

2) 肌肉酸痛:头痛明显,全身肌肉酸痛,以腓肠肌、颈肌、腰背肌、大腿肌、胸腹肌等部位常见。腓肠肌疼痛尤为显著,第1天即可出现腓肠肌疼痛,轻者仅感小腿胀痛,重者疼痛剧烈,不能行走。

3) 全身乏力:肢体软弱,行动困难,甚至难于下床活动,热退后仍感乏力。

4) 眼结膜充血:发病后第1天即可出现眼结膜充血,无分泌物,无畏光、流泪、疼痛,至热退后仍持续存在(图15-3)。

5) 腓肠肌压痛:双侧腓肠肌压痛,轻者轻压痛,重者压痛明显,拒按。

6) 浅表淋巴结肿大:病后第2天起出现,以腹股沟、腋下淋巴结肿大为主,如黄豆或蚕豆样大小,质软,压痛,局部皮肤无发红或化脓。

上述表现可归纳为"寒热、酸痛、一身软,眼红、腿痛、

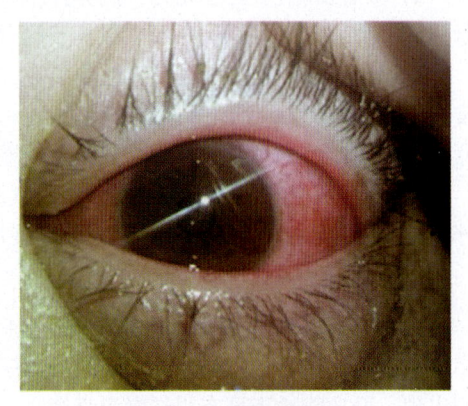

图15-3 眼结膜充血

淋巴结大"。此外，部分患者还可出现恶心、呕吐、食欲缺乏、腹泻、咽痛、咳嗽、咽部充血、扁桃体肿大、肝脾肿大、出血倾向、斑疹、斑丘疹等。

考点：钩体病的3个症状、3个体征

（2）中期（器官损伤期）：在起病后3～10日，是钩体血症极期的表现，根据临床表现可分以下几种类型。

1）流感伤寒型：最常见，为早期的感染毒血综合征的持续表现，无明显的内脏损害，经治疗后热退或自然痊愈，病程为5～10天。

2）肺出血型：一般出现在早期败血症后3～4日，在早期感染中毒表现的基础上，病情加重而出现不同程度的肺出血。

a. 肺出血轻型：临床表现与钩体血症类似，伴有不同程度咯血或血痰，肺部体征不明显，X线片显示轻度肺部病变（肺纹理增加、点状或小片状阴影）。治疗及时易痊愈；如不及时治疗，也可转为肺弥漫性出血型。

b. 肺弥漫性出血型（肺大出血型）：钩体侵入人体后，经过潜伏期和短暂的感染早期后的2～5天，突然出现广泛的肺内出血，病情迅速恶化，出现进行性加重的呼吸、循环障碍。病情进展可分3个时期：①先兆期：患者面色苍白、心慌、烦躁，呼吸、心率进行性加快，肺部逐渐出现湿性啰音，可有血痰或咯血，X线胸片呈纹理增多，散在点片状阴影或小片融合；如治疗及时，病情可逆转。②出血期：如未及时治疗，可在短期内面色转极度苍白或青灰，口唇发绀，气促、心慌，极度烦躁，呼吸、心率显著加快，双肺湿啰音逐渐增多，咯血不断，X线胸片点片状阴影扩大且大片状融合，救治难度大。③垂危期：若未能有效地控制上述症状，患者可在短期内（1～3小时）病情迅速进展，由烦躁不安转为神志不清或昏迷；喉有痰鸣，呼吸不规则，极度发绀；大量咯血，迅速窒息死亡。

3）黄疸出血型：一般于病后4～8天出现进行性加重的黄疸、出血倾向和肝肾功能损害。轻型病例以轻度黄疸为主，严重病例主要损害肝和肾，可迅速因肾衰竭、肝衰竭、大出血而死亡，其中肾衰竭为主要的死亡原因。

4）肾衰竭型：临床症状以肾损害较突出，表现为蛋白尿、血尿、管型尿、少尿、无尿，出现不同程度的氮质血症、酸中毒。多可恢复正常。

5）脑膜脑炎型：出现头痛、烦躁不安、颈抵抗、克氏征、布氏征阳性等脑膜炎的表现，以及嗜睡、神志不清、谵妄、瘫痪、抽搐、昏迷等脑炎表现，严重者可发生脑水肿、脑疝及呼吸衰竭。

（3）后期（恢复期或后发症期）：患者热退后各种症状逐渐消退，但也有少数患者退热后经几日到3个月，再次发热，出现症状，称后发症。

1）后发热：在第1次发热消退后1～5天，发热再现，一般在38～38.5℃，无论用药与否，发热均在1～3天消退。

2）眼后发症：多见于北方，可能与波摩那型有关。发生在病后1周～1个月，以葡萄膜炎、虹膜睫状体炎、脉络膜炎为常见，巩膜表层炎、球后视神经炎、玻璃体混浊等也有发生。

3）神经系统后发症：①反应性脑膜炎，少数患者在后发热同时伴有脑膜炎症状，但脑脊液检查正常，不治也可自愈。②闭塞性脑动脉炎，是钩体病神经系统中最常见和最严重并发症之一。表现为偏瘫、失语、多次反复短暂肢体瘫痪。预后较差。

2. 心理-社会状况　因突然发病常有紧张、焦虑。各型患者预后悬殊，轻者可自愈，重者可并发肺弥漫性出血、肾衰竭等，因病情来势猛、进展快、预后差，患者可出现惊恐不安、恐惧、悲观等反应。

（三）辅助检查

1. 常规检查与血液生化检查　血常规白细胞总数和中性粒细胞数正常或轻度升高；血细胞沉降率加快，出血患者可有贫血、血小板减少。尿常规检查，多数患者有轻度蛋白尿、白细胞、红细胞或管型出现。肝功能检查可有胆红素增高等。

2. 病原学检查　在发病7天内可从血液或脑脊液中分离出钩体,或应用分子生物学技术检测钩体DNA,有助于诊断。

钩体DNA探针技术、聚合酶链反应(PCR)的DNA扩增技术目前已引入钩体病的诊断领域,具有特异、敏感、快捷的特点,有助于早期诊断。

3. 血清学试验

(1) 显微凝集试验(凝溶试验):有较高的特异性和敏感性,是国内最常用的诊断方法,凝集素一般在病后7~8天出现,15~20天升高,以超过1:400效价为阳性,可持续数月到数年。间隔2周双份血清效价增高4倍以上为阳性,可确诊。

(2) 酶联免疫吸附试验(ELISA):比凝溶试验阳性出现时间更早和更灵敏,有高度特异性。

（四）治疗要点

强调"三早一就地"原则,即早发现、早诊断、早治疗、就地治疗。杀灭病原体是治疗钩体的关键措施。早期使用抗生素治疗能明显缩短疗程,减轻内脏器官的损害。抗生素首选青霉素G,部分患者用青霉素治疗后可发生赫氏反应。对青霉素过敏者可改用庆大霉素、链霉素、多西环素等。同时,给予对症支持治疗,如镇静、降温、止血等。做好肺出血、脑膜脑炎、急性肾衰竭等的防治,病情较重者,必要时可给予肾上腺皮质激素。

考点: 钩体病首选治疗

临床链接

赫氏反应:是一种青霉素治疗后的加重反应,多在首剂青霉素后0.5~4小时发生,是由大量钩体被青霉素杀灭后释放毒素所致,当青霉素剂量较大时,容易发生,表现为突发寒战、高热、头痛、全身痛、心率和呼吸加快,原有症状加重,持续0.5~1小时,可诱发肺弥漫性出血。故用青霉素治疗钩体病时,宜首选小剂量和分次给药。

三、护理诊断与合作性问题

1. 体温过高　与钩体感染后引起毒血症有关。
2. 疼痛:肌肉酸痛　与钩体感染引起的肌肉损伤有关。
3. 活动无耐力　与钩体感染后引起的毒血症有关。
4. 气体交换受损　与肺毛细血管损伤有关。
5. 潜在并发症　出血、窒息、肝肾衰竭、呼吸衰竭、循环衰竭、脑水肿等。

四、护理目标

患者体温恢复正常;肌肉酸痛、乏力等症状到得到缓解或消失;焦虑减轻;无并发症发生或并发症得到有效控制。

五、护理措施

（一）一般护理

1. 隔离与消毒　执行接触隔离,被患者污染的物品要及时消毒。
2. 休息与活动　早期和中期应卧床休息,尽量减少搬动,以免发生出血或加重疼痛。恢复期,症状好转后再下床活动,逐渐增加活动量和延长活动时间。
3. 饮食护理　给予高热量、低脂、适量蛋白的流质或半流质饮食,禁食刺激性大或过于粗糙的食物,以免发生消化道出血。多喝水,减轻毒血症。

（二）病情观察

1. 生命体征与意识　注意观察呼吸及心率有无增快、有无血压下降;神志是否清楚。
2. 出血情况　①皮肤有无出血及其部位。②有无呕血、咯血、便血等内脏出血的表现及出血量有多少。③有无突然面色苍白、心悸、呼吸急促、烦躁不安等肺大出血先兆表现。

3. 记录 24 小时出入量，观察有无肾功能损害甚至肾衰竭表现。

（三）用药护理

遵医嘱用药，注意观察药物疗效及不良反应。特别是用青霉素治疗后可能会出现赫氏反应。首剂青霉素 G 注射后 0.5~4 小时，若患者突然寒战、高热、头痛、全身酸痛、心率、呼吸加快，原有症状加重，并可伴有血压下降、四肢厥冷、休克、体温骤降等，应立即报告医生并及时配合处理。

考点：赫氏反应观察及护理

（四）对症护理

高热时可给予冰敷或使用温水降温，如有皮肤出血倾向，避免使用乙醇。一般不用退热剂，以免大量出汗而促进周围循环衰竭的发生。有呕血者做好清除血块等口腔护理。局部肌肉疼痛者可用热敷，明显头痛伴肌肉痛者可遵医嘱给予解热镇痛药。

（五）肺出血的护理

（1）绝对卧床休息，保持安静，护理操作集中进行，避免不必要的搬动。加强心理护理，减轻患者及家属的紧张、焦虑情绪。

（2）备好各种抢救药品及器械如肾上腺素、多巴胺、多巴酚丁胺、吸引器、呼吸机等。

（3）清理呼吸道分泌物，保持呼吸道通畅，吸氧。

（4）遵医嘱使用止血药、氢化可的松等药物，输液速度不宜过快，以免加重心脏负担。

（5）做好窒息、休克等防护。

（六）心理护理

介绍疾病的相关知识，消除患者紧张、焦虑心理，帮助患者树立起战胜疾病的信心。

六、健康指导

1. 疾病知识指导　指导患者出院后仍需避免过劳，加强营养，如在半年内出现视力障碍、发音不清、肢体运动障碍，可能是钩体病后发症，应及时就诊。

2. 疾病预防指导　宣传钩体病的预防知识，消灭动物宿主重点在灭鼠，对受感染并排泄病原体的家畜，特别是猪、牛、羊等要给予隔离和治疗，并加强对饲养场所及排泄物的管理。对污染的水源或积水，可用漂白粉或其他有效药物进行消毒。同时应加强个人防护，减少和防止不必要的疫水接触，以切断传播途径。在流行季节前 1 个月预防接种钩体多价菌苗(图 15-4)，在接触疫水期间，可口服多西环素，对高度怀疑已受钩体感染者，可用青霉素肌内注射，以预防发病。

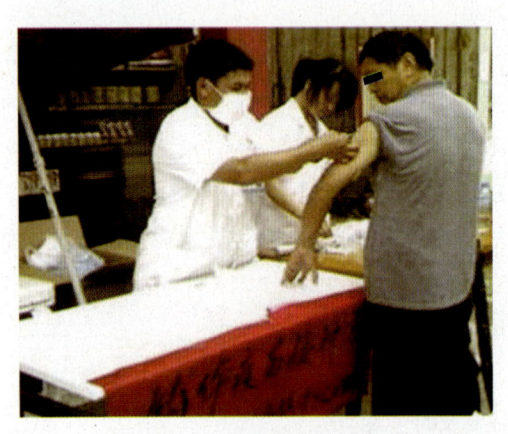

图 15-4　钩体病预防接种

七、护理评价

患者体温是否恢复正常，疼痛、乏力等症状是否得到缓解或消失，能否有效地控制并发症的发生。

小结

钩端螺旋体病是由致病性钩端螺旋体感染所引起的一种自然疫源性急性传染病。主要传染源是鼠类和猪，传播途径主要是直接接触鼠尿或接触被鼠尿污染的物品。临床上主要表现为急起高热、全身酸痛乏力、结膜充血、淋巴结肿大、腓肠肌疼痛与压痛，严重者可致肺出血、黄疸、肝肾损害、脑膜炎等。治疗上强调"三早一就地"原则，首选青霉素。护理工作的重点是加强隔离与消毒工作，遵医嘱用药，注意观察赫氏反应等不良反应，同时做好对症、支持护理，积极做好并发症的防护。

第十五章 钩端螺旋体病患者的护理

自 测 题

A₁型题

1. 在我国,钩端螺旋体菌群中毒力最强的是（　　）
   A. 波摩那群　　　　B. 犬群
   C. 秋季热群　　　　D. 黄疸出血群
   E. 七日热群

2. 钩端螺旋体病稻田型的主要传染源是（　　）
   A. 鼠　　　　　　　B. 猪
   C. 牛　　　　　　　D. 犬
   E. 蚊

3. 钩端螺旋体病洪水型的主要传染源是（　　）
   A. 鼠　　　　　　　B. 猪
   C. 牛　　　　　　　D. 犬
   E. 蚊

4. 钩端螺旋体病中期最常见的临床类型是（　　）
   A. 流感伤寒型　　　B. 肺出血型
   C. 黄疸出血型　　　D. 肾衰竭型
   E. 脑膜脑炎型

5. 下列哪项不属于钩端螺旋体病早期的体征（　　）
   A. 眼结膜充血　　　B. 淋巴结肿大
   C. 肝大　　　　　　D. 腓肠肌压痛
   E. 肠鸣音亢进

6. 钩端螺旋体病病原学检查,病程第1周,应采集的标本是（　　）
   A. 血液　　　　　　B. 尿液
   C. 粪便　　　　　　D. 骨髓
   E. 脑脊液

7. 钩端螺旋体病治疗首选的药物是（　　）
   A. 庆大霉素　　　　B. 青霉素G
   C. 头孢曲松钠　　　D. 地塞米松
   E. 强力霉素

A₂型题

8. 男,32岁,钩端螺旋体病患者。护士在观察病情时,发现患者突然出现面色苍白、心悸、烦躁不安、呼吸急促、咯血,提示可能发生（　　）
   A. 严重肝功能损害　B. 急性心力衰竭
   C. 窒息　　　　　　D. 肺出血
   E. 急性肺栓塞

9. 男,38岁,诊断为"钩端螺旋体病"。护士遵医嘱给患者静脉滴注青霉素,约1小时后,患者突然出现寒战、高热、头痛、全身酸痛、心悸、呼吸加快等症状,考虑患者可能发生了（　　）
   A. 变态反应　　　　B. 溶血反应
   C. 反跳现象　　　　D. 赫氏反应
   E. DIC

10. 男,42岁,钩端螺旋体病患者。体温39.6℃,多处皮肤出血,护士为患者进行物理降温措施,哪项不妥（　　）
    A. 乙醇擦浴　　　　B. 大血管冰敷
    C. 温水降温　　　　D. 冰水灌肠
    E. 冰液体静脉输入

11. 男,32岁,钩端螺旋体病患者肺出血型。对患者的护理措施,下列哪项不妥（　　）
    A. 绝对卧床　　　　B. 吸氧
    C. 保持呼吸道通畅　D. 快速大量输液
    E. 备好急救药品

A₃/A₄型题

(12、13题共用题干)

患者,男,45岁,农民。因"发热、乏力、全身酸痛3天"而入院。患者于10天前在田间收割稻谷,1周后出现畏寒、发热,体温39.2~40℃,伴头晕、乏力、全身酸痛,自服"感冒药",症状无明显好转,1天前上述症状加重并出现尿色加深如浓茶。病后精神、睡眠欠佳,食欲差。查体:体温39.5℃,脉搏98次/分,呼吸26次/分,血压90/60mmHg。精神差,右腋下可触及3个蚕豆样大小的淋巴结,有触痛,活动度好。双眼结膜充血,巩膜中度黄染。双肺可闻及散在湿啰音,心率98次/分、律齐。腹平软,肝右肋下2cm可触及,质地中等、轻压痛,脾未触及。腓肠肌压痛明显。实验室检查:AST 76U/L。

12. 该患者可能患了何种疾病（　　）
    A. 肺炎　　　　　　B. 乙型肝炎
    C. 流行性感冒　　　D. 淋巴结炎
    E. 钩端螺旋体病

13. 当前患者最主要的护理问题是（　　）
    A. 疼痛:肌肉酸痛　B. 体温过高
    C. 活动无耐力　　　D. 气体交换受损
    E. 潜在并发症

(梁启斌)

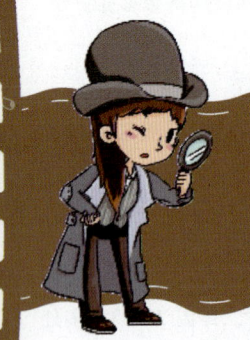

第十六章 疟疾患者的护理

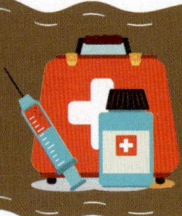

疟疾是疟原虫经按蚊叮咬传播的急性传染病,临床特点为间歇性周期性发作的寒战、高热、大汗,继之缓解,反复多次发作后,可引起贫血和脾大。

一、概　　述

寄生于人体的疟原虫有4种:间日疟原虫、恶性疟原虫、三日疟原虫和卵形疟原虫。疟原虫的发育过程分人体内和蚊体内两个阶段,在人体内进行无性繁殖,在按蚊体内进行有性生殖,故人类是中间宿主,蚊是终末宿主。4种疟原虫的生活史基本相同(图16-1)。

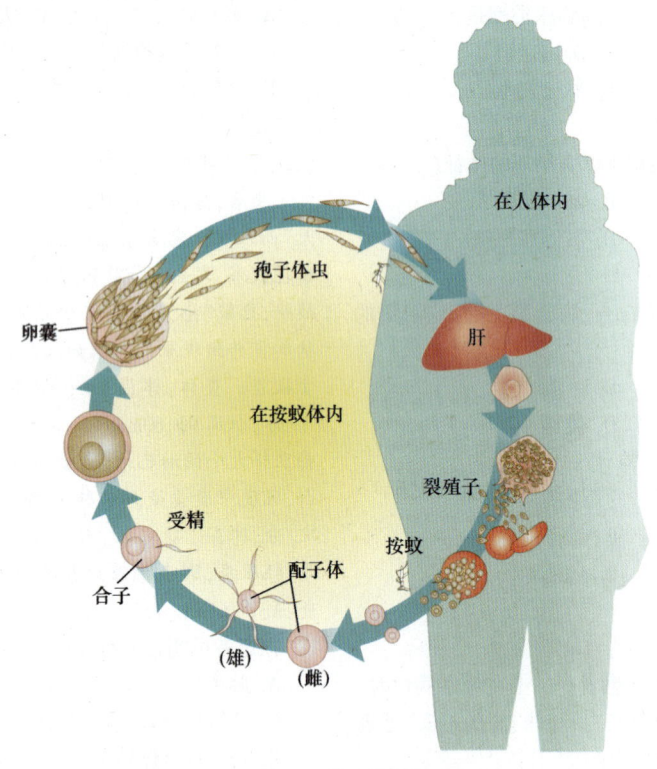

图 16-1　疟原虫生活史

1. **疟原虫在人体内发育**　疟原虫在人体内裂体增殖阶段为无性繁殖,可分为2个时期,即寄生于肝细胞内的红细胞外期和寄生于红细胞内的红细胞内期。

(1) 红细胞外期:当受染的雌性按蚊吸吮人血时,寄生于按蚊体内的疟原虫感染性子孢子随蚊唾液进入人体血循环,迅速侵入肝细胞,速发型子孢子即进行裂体增殖,迟发型子孢子则进入休眠状态。经9~16天后疟原虫在肝细胞内从裂殖子发育成为成熟的裂殖体,肝细胞破裂时释放出成千上万的裂殖子进入血液循环。迟发型子孢子经过休眠后,在肝细胞内增殖,释放裂殖子入血,即造成疟疾的复发。恶性疟、三日疟无复发,是因其无迟发型子孢子。

(2) 红细胞内期:裂殖子侵入红细胞内发育成小滋养体(环状体)、大滋养体、裂殖体。裂殖体内含有数个至数十个裂殖子,破裂时释放出裂殖子和代谢产物,引起疟疾发作。部分裂殖子再侵入正常红细胞,开始新一轮无性繁殖,导致疟疾的周期性发作。间日疟及卵形疟在红细胞内的发育周期为48小时,三日疟为72小时,恶性疟为36~48小时,且发育先后不一,故临床发作无规则。经过红细胞内3~6次裂体增殖后,部分裂殖子在红细胞内不再进行无性分裂,而逐渐发育成为雌、雄配子体。配子体在人体内可生存1~2个月,此期间如被雌性按蚊吸入胃内,则在蚊体内进行有性增殖。

2. 疟原虫在按蚊体内的发育　雌性按蚊叮咬疟原虫感染者时,雌、雄配子体进入按蚊胃内,在蚊体内发育成雌、雄配子,并结合形成合子。合子很快发育成动合子,再发育为囊合子。囊合子内的子孢子母细胞发育成具有感染能力的子孢子,囊合子破裂释放出子孢子进入按蚊唾液腺。按蚊再次叮咬人时,子孢子即随唾液进入人体继续无性繁殖。

疟原虫在肝细胞和红细胞内增殖时并不引起症状,当红细胞被裂殖体胀破后,大量裂殖子、疟色素和代谢产物及变性血红蛋白进入血流,才引起寒战、高热。反复多次的疟疾发作,使红细胞遭到大量破坏,可产生贫血。反复发作或重复感染使机体获得一定免疫力,故血中虽仍有疟原虫增殖,但可不出现间歇性疟疾发作而成为带疟原虫者。疟原虫在人体中增殖多在周围血中进行,引起强烈的吞噬反应,致单核-巨噬细胞系统显著增生,表现为肝脾肿大,以脾大为主,骨髓也有增生,周围单核细胞增多。含恶性疟原虫的红细胞相互凝集及吞噬细胞的增生肥大,可使脑、肝、肾、骨髓等组织器官发生损害及DIC,导致凶险发作。

二、护理评估

(一) 流行病学资料

1. 传染源　疟疾患者及带虫者是疟疾的传染源。且只有末梢血中存在成熟的雌、雄配子体时才具传染性。

2. 传播途径　蚊虫叮咬是主要的传播途径(图16-2)。在我国,疟疾最主要的传播媒介是中华按蚊。少数患者可因输入含有疟原虫的血液或经母婴传播而发病。

3. 人群易感性　人对疟疾普遍易感,感染后可获得一定的免疫力,但产生缓慢且不持久,各型之间无交叉免疫。多次发作或重复感染后,再发症状较轻或无症状。疫区儿童和外来人口发病率较高。

4. 流行特征

(1) 地区分布:疟疾主要流行于热带和亚热带,其次为温带地区。我国除青藏高原外,均有疟疾流行,一般呈地区性流行,自北向南逐渐增多,以云贵、两广及海南为主。间日疟分布最广,恶性疟次之,三日疟散在发生。

(2) 季节性:本病流行受温度、湿度、雨量及按蚊生长繁殖情况的影响。一般夏秋季节发病较多,但热带及亚热带地区一年四季均可发病。

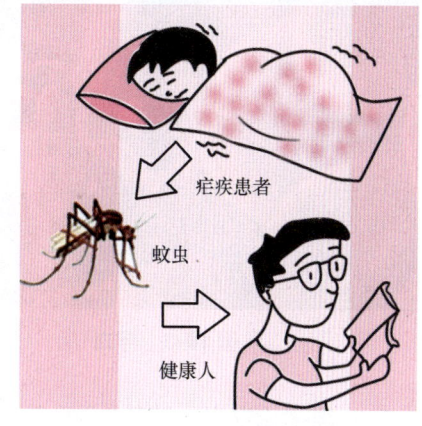

图16-2　疟疾传播途径

考点: 疟疾的传染源、传播途径、易感人群

(二) 身心状况

潜伏期:间日疟、卵形疟13~15天,恶性疟7~12天,三日疟24~30天。

1. 典型发作

(1) 间日疟:多急起发病,初次感染者常有前驱症状,如乏力、倦怠、头痛、四肢酸痛、食欲缺乏、腹部不适或腹泻,不规则低热。一般持续2~3天,长者1周。随后转为典型发作,分为3期。①发冷期:突发性寒战,先为四肢末端发凉,继而背部、全身发冷,伴口唇、指甲发绀,颜面苍白,全身肌肉关节酸痛,持续20分钟~1小时,寒战自然停止,体温上升。②高热期:冷感消失以后,体温迅速上升,通常发冷越显著,则体温就越高,可达40℃以上。患者全身酸痛、心悸、口渴、烦躁、气促,但神志清楚。结膜充血,皮灼热而干燥,持续2~6小时。③大汗期:高热后期,颜面手心微汗,随以大汗淋漓,体温骤降。持续20分钟~1小时,患者感觉舒适,但乏力、口渴明显。随后进入间歇期。整个发作过程6~8小时,典型者隔天发作1次。一般发作5~7次,因体内产生免疫力而自然终止。数次发作以后患者常有体弱、贫血、肝脾肿大。发作次数越多,脾大、贫血越显著。

考点: 疟疾典型发作的临床症状

(2) 三日疟:发作与间日疟相似,但为三日发作一次,发作多在早晨,持续4~6小时。脾大、贫血较轻,但复发率高,且常有蛋白尿。

(3) 卵形疟:与间日疟相似,多较轻,临床上少见。

(4) 恶性疟:①起病后多数仅有冷感而无寒战。②体温高,热型不规则,热程长。③退热出汗不明显或不出汗。④脾大、贫血严重。⑤可致凶险发作。⑥前驱期血中即可检出疟原虫,无复发。

2. 凶险发作 多由恶性疟引起,偶见间日疟和三日疟。

(1) 脑型:最常见。①急起高热,剧烈头痛,恶心、呕吐,意识障碍,抽搐,昏迷。②脾大、贫血、黄疸、皮肤出血点,脑膜刺激征阳性,可出现病理反射。③血涂片可查见疟原虫。④治疗不及时,易发展成脑水肿,致呼吸、循环而死亡。

(2) 胃肠型:除发冷发热外,尚有恶心、呕吐、腹痛、腹泻,水样便或血便,伴里急后重。

(3) 过高热型:持续高热可达42℃,烦躁不安、谵妄,继之昏迷、抽搐,可在数小时内死亡。

3. 复发与再燃 复发由迟发型子孢子引起,于初病痊愈数月后再次发作,其发作与初发相似,但症状较轻。一般在初次病发后2~3个月出现复发称为近期复发,经3个月以上的称为远期复发。再燃由血液中残存的疟原虫引起,多见于病愈之后的1~4周,可多次出现。

4. 并发症

(1) 黑尿热:是一种急性血管内溶血(图16-3),以骤起寒战高热、腰痛、酱油色尿、排尿刺痛感,以及严重贫血、黄疸、蛋白尿、管型尿为特点。

(2) 急性肾衰竭:多见于成人恶性疟患者,出现进行性少尿,甚至无尿。主要是恶性疟感染后,短时间内大量血管内溶血而发生血红蛋白尿,导致急性肾损害。

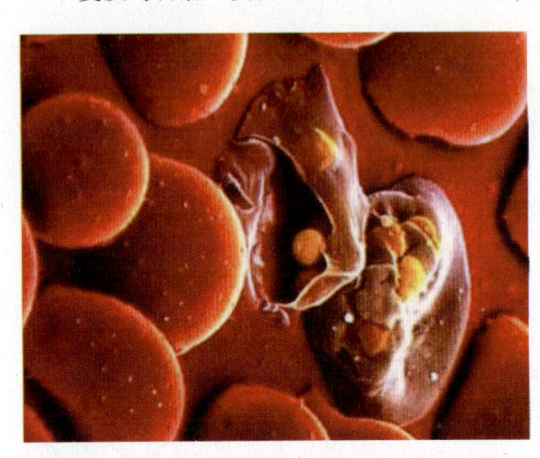

图16-3 溶血

考点: 黑尿热的特点

5. 心理-社会状况 患者常因高热、大量出汗、全身酸痛等出现情绪低落、烦躁。病情加重,出现并发症时,可有精神紧张、焦虑、甚至恐惧等心理反应。

(三) 辅助检查

1. 血常规 红细胞和血红蛋白在多次发作后下降,恶性疟尤重;白细胞总数正常或稍低,单核细胞常增多。

2. 疟原虫检查 是确诊的依据。在寒战发作时采集血液标本,涂片染色检查找到疟原虫可确诊。血涂片阴性者可做骨髓涂片染色检查,阳性率较高。

3. 血清学检查 血清特异性抗体在感染后3~4周才出现,常用于疟疾的流行病学调查。

（四）治疗要点

1. 使用抗疟药　是最根本的治疗。①对氯喹敏感的疟疾发作选用氯喹和伯氨喹治疗。②耐氯喹疟疾可用甲氟喹、磷酸咯萘啶、青蒿素衍生物等治疗。③凶险型疟疾可用氯喹、奎宁、青蒿素酯、磷酸咯萘啶等治疗。

2. 对症支持治疗　注意休息，补充水分，加强营养。脑水肿者给予甘露醇，抽搐者给予镇静。发生黑尿热者，立即停用可能诱发溶血的抗疟药，迅速控制溶血，处理急性肾衰竭。

三、护理诊断及合作性问题

1. 体温过高　与疟原虫感染、大量致热原释放入血有关。
2. 活动无耐力　与红细胞破坏导致贫血有关。
3. 焦虑、恐惧　与疾病急性发作或迅速恶化有关。
4. 潜在并发症　颅内压增高、脑疝、黑尿热、急性肾衰竭等。

四、护理目标

患者体温恢复正常，体力恢复；焦虑或恐惧感消除或减轻；无并发症发生或并发症减轻。

五、护理措施

（一）一般护理

1. 隔离与消毒　采取虫媒隔离措施，做好防蚊、灭蚊工作。
2. 休息与饮食　急性发作期卧床休息，协助患者洗漱、更衣等。发作期给予高热量的流质、半流质饮食，多饮水。缓解期给予高热量、高蛋白、高维生素饮食，如有贫血，多进食含铁量丰富的食物。

（二）观察病情

监测生命体征，注意热型、体温的升降情况。注意神志、瞳孔变化，有无颅内高压或脑膜刺激征等表现。有无进行性黄疸、腰痛、尿量锐减、排酱油样尿等提示黑尿热发生的表现。监测生化指标变化，及时发现肾衰竭。监测血红细胞、血红蛋白，及时发现贫血等。

（三）对症护理

1. 寒战、高热、大汗　寒战期要给患者加盖棉被、放热水袋等进行保暖；高热给予乙醇擦浴、大血管冰敷等物理降温为主，必要时遵医嘱药物降温；大汗后给予温水擦洗，及时更换衣服及床单，避免着凉，鼓励患者多饮水以防虚脱。

考点：寒战、高热、大汗的护理措施

2. 贫血　多进食猪肝、瘦肉、黑木耳等含铁丰富的食物，必要时遵医嘱少量多次输新鲜全血。
3. 黑尿热　①立即停用奎宁、伯氨喹等可能诱发溶血的抗疟药。②绝对卧床休息至急性症状消失，减少不必要的搬动，遵医嘱吸氧。③监测生命体征，记录24小时出入量。④监测红细胞、血红蛋白、血生化，及时发现贫血及急性肾衰竭，并做好相应处理。⑤遵医嘱应用糖皮质激素、5%碳酸氢钠等药物，以减轻溶血和肾损害。

（四）用药护理

（1）口服氯喹可引起食欲缺乏、胃肠道反应、头晕、皮肤瘙痒、心律失常等，嘱患者饭后服用，可减少对胃肠道刺激。

（2）应用奎宁、伯氨喹有可能诱发溶血，应注意观察，一旦出现立即报告医生停药。奎宁有食欲缺乏、疲乏、耳鸣、头晕，对孕妇可致流产等不良反应。

（3）氯喹和奎宁静注可致血压下降、心脏传导阻滞，严重者出现心搏骤停等反应，应控制滴速（40~50滴/分），禁忌静脉注射。用药后注意观察血压、脉搏变化，如有严重反应立即停药。

（五）心理护理

多与患者沟通，关心患者，了解其有无焦虑等情绪，给患者提供安全、舒适的环境，并解释病情，安慰患者，减轻其心理压力，增强信心。

六、健康指导

1. 疾病知识指导 对患者及其家属进行宣传教育，使其对疾病的发生、传播、病程经过、治疗方法、药物不良反应等知识有所了解。强调患者要遵医嘱坚持服药，以彻底治愈。治疗后每3个月随访1次，直至2年内无复发，一旦复发，应及时就诊。

2. 疾病预防指导 宣传防蚊、灭蚊的作用，在有蚊季节正确使用蚊帐，户外活动时使用防蚊剂；消除积水，根除蚊子孳生场所、流行季节进入疫区的易感人群，酌情选用药物预防，强调抗复发治疗及进行预防性服药的重要性；疟疾病愈未满3年者，不得输血给他人（图16-4）。

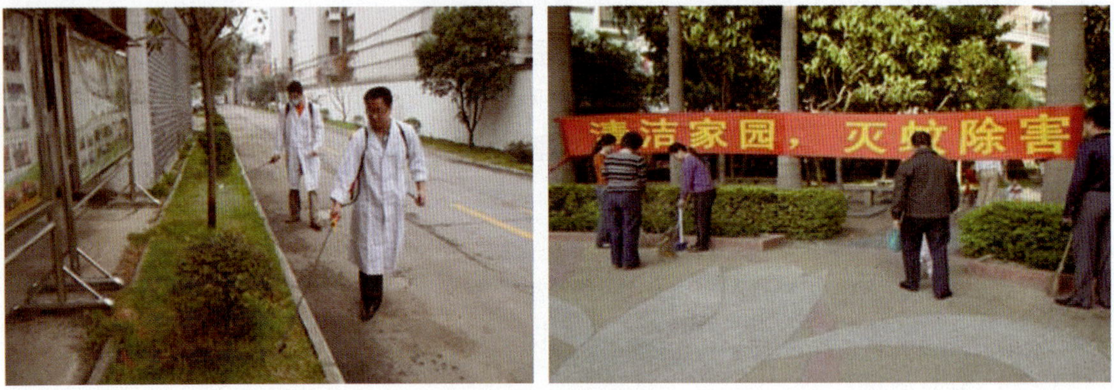

图16-4 疟疾的预防

七、护理评价

患者体温是否恢复正常，乏力能否纠正；能否消除焦虑心理；是否能够防止并发症发生或减轻并发症。

> **小结**
>
> 疟疾是由疟原虫感染所致的传染病，主要通过按蚊叮咬传播。典型发作表现为寒战、高热、大汗，部分可有凶险发作，甚至脑水肿、呼吸衰竭，或体温过高而死亡。部分患者因大量溶血而出现黑尿热或急性肾衰竭。治疗的主要措施是消灭疟原虫及对症、支持治疗。主要护理措施是严格隔离与消毒、加强病情观察和用药护理、对症护理等。

自 测 题

A₁型题

1. 下列说法哪项不正确（ ）
   A. 致人感染的疟原虫有4种，我国以间日疟及恶性疟常见
   B. 人是疟原虫的中间宿主
   C. 中华按蚊是疟原虫的终末宿主
   D. 疟原虫人体内发育分红细胞外期及红细胞内期两个阶段
   E. 间日疟在红细胞内发育周期是72小时

2. 疟疾的主要传播途径是（ ）
   A. 接触传播 B. 呼吸道传播
   C. 消化道传播 D. 蚊虫叮咬传播
   E. 血液传播

3. 疟疾凶险发作，最常见的类型是（ ）
   A. 胃肠型 B. 脑型
   C. 超高热型 D. 肺出血型
   E. 厥冷型

4. 确诊疟疾的主要依据是（ ）

A. 免疫学检查抗疟抗体阳性
B. 脑脊液检查有蛋白-细胞分离
C. 血或骨髓中查到疟原虫
D. 尿常规及血化生检查发现溶血及肾功能损害
E. 血常规检查有贫血,单核细胞增多

5. 下列哪种药物可引起急性血管内溶血( )
   A. 氯喹   B. 伯氨喹
   C. 青蒿素   D. 乙胺嘧啶
   E. 青蒿琥酯

6. 护理疟疾患者,需按哪种方式隔离( )
   A. 虫媒隔离   B. 消化道隔离
   C. 呼吸道隔离   D. 血液、体液隔离
   E. 接触隔离

A₃/A₄ 型题
(7~9 题共用题干)

患者,男,40 岁,因"反复寒战、高热、大汗 5 天"入院。临床诊断为"疟疾"。护士按医嘱给患者用奎宁后,患者出现寒战、高热,腰痛、恶心、呕吐,排酱油样尿。

7. 该患者可能发生了( )
   A. 脑型疟疾   B. 胃肠型疟疾
   C. 黑尿热   D. 急性肾衰竭
   E. 疟疾复发

8. 护士采用的护理措施中,下列哪项措施不妥( )
   A. 卧床休息
   B. 停用可引起溶血的抗疟药氯喹
   C. 静脉输注碳酸氢钠以碱化尿液
   D. 做好 24 小时出入量记录
   E. 多补液,保证患者每日尿量不少于 1000ml

9. 静脉滴注下列哪种药物可引起心律失常( )
   A. 伯氨喹   B. 氯喹
   C. 青蒿素   D. 碳酸氢钠
   E. 青蒿琥酯

(梁启斌)

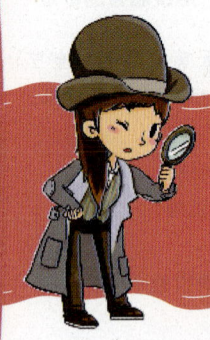

第十七章 阿米巴病患者的护理

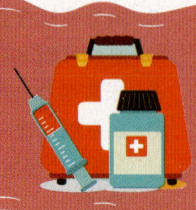

阿米巴病是由溶组织阿米巴原虫感染引起的一种高发病率、高致病性的人兽共患寄生虫病,包括肠阿米巴病及继发性肠外阿米巴病。继发性肠外阿米巴病主要为阿米巴肝脓肿,肺、脑也可发生。本章主要讲述肠阿米巴病及阿米巴肝脓肿。

第一节 肠阿米巴病

肠阿米巴病,又称阿米巴痢疾,是由致病性溶组织阿米巴原虫(图 17-1)侵入结肠壁后所致的消化道传染病。病变部位主要位于回盲部及升结肠,临床上以腹痛、腹泻、排出暗红色果酱样粪便为主要特点,易复发而转变为慢性。原虫亦可由肠壁经血流及淋巴液或直接迁徙至肝、肺、脑等器官成为肠外阿米巴病,尤以阿米巴肝脓肿最为多见。

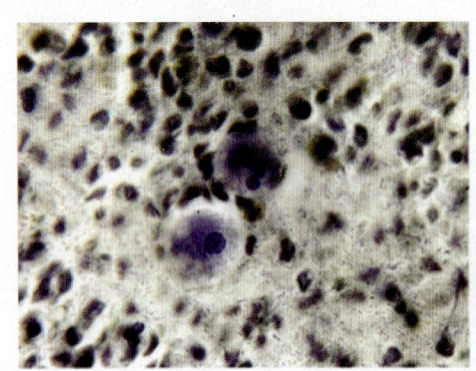

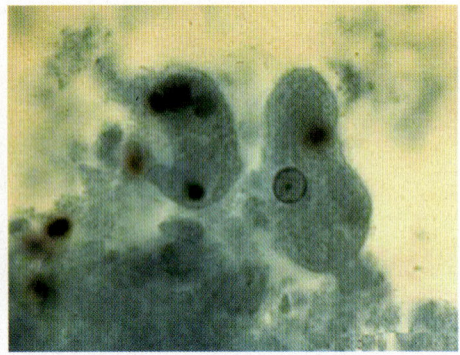

图 17-1 阿米巴滋养体

一、概　述

溶组织阿米巴为人体唯一致病性阿米巴,在人体组织及粪便中有包囊和滋养体两种形态。包囊期是具有保护性外壁的生活史阶段,滋养体期是摄食、活动和增殖的生活史阶段。

包囊是溶组织阿米巴的感染型,具有传染性,多见于隐性感染者及慢性患者粪便中,呈球形,直径为 $10\sim16\mu m$。包囊对外界抵抗力较强,于粪便中存活至少 2 周,水中 5 周,对化学消毒剂抵抗力较强,能耐受 0.2% 高锰酸钾数日,普通饮水消毒的氯浓度对其无杀灭作用,但对热和干燥很敏感,加热 50℃ 几分钟即被杀灭。

滋养体是溶组织内阿米巴的致病形态,为阿米巴活动、摄食及增殖阶段。自包囊逸出后寄生于结肠肠壁或肠腔并进行繁殖,分为大滋养体和小滋养体。大滋养体大小为 $20\sim40\mu m$,依靠伪足做一定方向的移动,见于急性期患者的粪便或肠壁组织中,吞噬组织和红细胞,故又称组织型滋养体。小滋养体大小为 $6\sim20\mu m$,伪足少,以宿主肠液、细菌、真菌为食,不吞噬红细胞,亦称肠腔型滋养体。当宿主健康状况下降,小滋养体分泌溶组织酶,侵入肠黏膜下层,变成大滋养体,当肠腔条件改变不利于其活动时变为包囊前期,再变成包囊。滋养体可随粪便排出,但在外界抵抗力很弱,极易死亡,故在传播上无重要意义。

包囊通过被污染的食物和水经口进入人体,不受胃酸破坏,经胃达回肠,虫体脱囊逸出,分裂形成小滋养体,寄居于回盲部、结肠等部位。滋养体释放溶酶体酶、透明质酸酶、蛋白水解酶等并依靠其伪足的机械活动,侵入肠黏膜,破坏组织形成小脓肿及溃疡,呈现痢疾样症状。在慢性病变中,黏膜上皮增生,溃疡底部形成肉芽组织,溃疡周围见纤维组织增生肥大,形成肠阿米巴病(图17-2)。

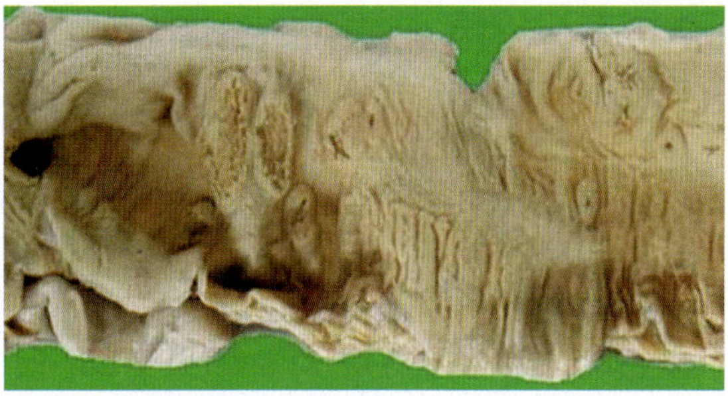

图17-2 肠阿米巴病病理改变

病变主要在结肠,依次为盲肠、升结肠、直肠、乙状结肠、阑尾和回肠末端。

二、护理评估

(一)流行病学资料

1. 传染源 慢性患者、恢复期患者及无症状排包囊者为本病的传染源。急性患者,当其粪便中仅排出滋养体时,不是传染源。

2. 传播途径 主要经粪-口途径传播。包囊通过污染的水源、蔬菜、瓜果、食物等消化道传播,亦可通过污染的手、生活用品等间接传播,苍蝇、蟑螂等可携带包囊,可成为传播媒介。

3. 人群易感性 人群普通易感,感染后不产生免疫力,故易再感染。

4. 流行特征 本病遍及全球,多见于热带与亚热带,我国多见于北方。发病率农村高于城市,男性高于女性,成人多于儿童。以秋季为多,夏季次之。大多为散发,偶因水源污染等因素而暴发流行。

(二)身心状况

潜伏期一般3周,最短数天,长者数月甚至1年以上。不同的类型有不同的临床表现。

1. 分型及临床特点

(1)无症状型(包囊携带者):占90%以上,临床常不出现症状,多在粪检时发现阿米巴包囊而确诊。

(2)急性型

1)轻型:见于体质较强者,症状轻微,每日排稀糊或稀水便3~5次,或腹泻与便秘交替出现,或无腹泻,仅感下腹不适或隐痛,粪便偶见黏液或少量血液,可查及包囊和滋养体。无并发症,预后佳。

2)普通型:起病缓慢,全身中毒症状轻,常无发热,腹痛轻微,腹泻为主要症状,大便次数逐渐增多,每日十几次至几十次不等,伴里急后重,便量中等,呈暗红色果酱样黏液血便,腐败腥臭味,重者为血便,或白色黏液上带有少许鲜红血液。粪便含肠阿米巴滋养体与大量红细胞,为其特征之一,右下腹有轻压痛。以上症状可自行缓解,亦可因治疗不彻底而复发或转为慢性。

3)暴发型(重型):极少见,主要见于病原感染严重,或并发肠道细菌感染及体质虚弱者。起病急骤,中毒症状明显,畏寒、高热、谵妄、中毒性肠麻痹等。剧烈腹痛与里急后重,腹泻频繁,每日数十次,甚至失禁,粪便呈血水、洗肉水或稀水样,似急性细菌性痢疾,但粪便奇臭,含大量活动阿米巴滋养体。腹部压痛明显。常因脱水致循环障碍或伴意识障碍,可出现肠出血、肠穿孔、腹膜炎等并发症。预后差,抢救不及时,可于1~2周因并发症或毒血症死亡。

(3)慢性型:常因受凉、劳累、饮食不当等诱发,腹痛、腹泻与便秘交替出现。伴食欲缺乏、乏力、贫血及营养不良,易并发阑尾炎及肝脓肿。右下腹可触及增厚的结肠,轻度压痛。大便呈黄色糊状,带少量黏液及血,腐臭,可检出滋养体和包囊。

2. 并发症 肠内并发症主要有肠出血、肠穿孔、阑尾炎、直肠-肛周瘘管等;肠外并发症以肝脓肿最常见,其次如肺、胸膜、脑、泌尿生殖系统等。

3. 心理-社会状况　急性型患者因腹痛、腹泻等中毒症状重，或因并发症，可出现恐惧心理；慢性患者病情反复，病程迁延，易产生焦虑情绪。

（三）辅助检查

1. 血常规　合并细菌感染时可有白细胞及中性粒细胞增多。
2. 粪便检查　粪便呈暗红色果酱样，含黏液、血液。镜检可见大量红细胞。如能检到吞噬红细胞、滋养体或包囊，即可确诊。
3. 免疫学检查　应用ELISA、间接血凝试验、间接荧光抗体试验等方法对粪便进行滋养体抗原、抗体检测，如抗原阳性或IgM抗体阳性，即可诊断，IgG抗体阴性可排除本病。
4. 分子生物学检查　利用DNA探针杂交计数、PCR可检测粪便、脓液及血液中的病原体核酸，是特异和灵敏的诊断方法。
5. 结肠镜检查　可见结肠散在多个大小不等的溃疡。通过肠镜做活检或刮拭物涂片，滋养体阳性率可达85%。

（四）治疗要点

甲硝唑对各部位、各型阿米巴原虫都有较强的杀灭作用，是目前治疗阿米巴病的首选药物；也可选用替硝唑，其具有吸收快、不良反应少等优点。对于慢性患者及无症状带包囊者，选用最有效的杀包囊药糖酸二氯尼特（安特酰胺）。同时给予氟喹诺酮类抗生素抑制肠道菌群，间接抑制阿米巴的生长繁殖。做好对症支持治疗，积极防治并发症，注意纠正水、电解质、酸碱平衡紊乱。

三、护理诊断与合作性问题

1. 腹泻　与阿米巴原虫感染致毒血症有关。
2. 疼痛：腹痛　与阿米巴感染肠道后导致肠壁受损有关。
3. 营养失调：低于机体需要量　与进食少、腹泻、肠吸收功能下降有关。
4. 焦虑　与症状较重及病程较长有关。
5. 潜在并发症　肠出血、肠穿孔等。

四、护理目标

腹痛、腹泻等症状减轻或消失；食欲增加，营养得以改善；消除焦虑情绪；无并发症发生。

五、护理措施

（一）一般护理

1. 隔离与消毒　按消化道隔离，至症状消失后连续3次粪检阴性方可解除隔离。患者的粪便及被粪便污染的物品要进行消毒。
2. 休息与饮食　急性期卧床休息，病情好转后再下床活动。症状明显者给予低脂易消化的流质、半流质饮食，病情好转后给予较高蛋白的普食，避免暴饮暴食及进过于粗糙的食物，以免诱发肠出血或肠穿孔。

（二）观察病情

观察生命体征；观察腹泻次数、量、性状、颜色及有无腹痛；注意有无肠出血或肠穿孔征象。例如，粪便呈血水样、洗肉水样，提示出血量较多；突发剧烈腹痛，腹膜刺激征阳性，肝浊音界缩小或消失，提示肠穿孔。观察有无脱水、电解质、酸碱平衡紊乱。

（三）用药护理

遵医嘱用甲硝唑或替硝唑等药物治疗，注意观察药物的疗效及不良反应。不良反应主要是消化道症状，常表现为恶心、呕吐、食欲缺乏等，饭后服药可减轻不良反应。用药期间禁止饮酒，妊娠3个月内及哺乳期妇女禁用。

（四）对症护理

对腹泻频繁伴里急后重患者，可在病房放置屏风，床边有便盘、坐便器，给患者床边排便。做好肛周皮肤清洁，保持干燥，防止肛周感染。腹痛患者，可给予腹部热敷缓解疼痛，必要时遵医嘱用阿托品或山莨菪碱等解痉。

（五）心理护理

关心体贴患者，加强沟通，向患者解释病情，消除其紧张焦虑心理。

> **临床链接**
> 采集粪便标本时需要注意以下几点：①采集有黏液脓血部分送检。②标本不要混入尿液及消毒液，留取后要注意保温，及时送检。③若患者服过油类、钡剂及铋剂等，应在停药3天后再留取标本。④如遇有镜检阴性，则需反复多次检查。

六、健康指导

1. 疾病知识指导　宣传肠阿米巴病的相关知识，使患者及其家属了解该疾病的流行病学资料、临床经过、常见并发症、常用治疗药物及其不良反应、留取粪便标本注意事项等；告知患者严格执行消化道隔离制度，治疗期间应加强营养，防止暴饮暴食，禁止饮酒，避免受凉、劳累过度，以防复发或发生阿米巴肝脓肿等；出院3个月内应每月复查粪便1次，以判断有无复发，连续留检3次，以决定是否需要重复治疗。

2. 疾病预防指导　对传染源，要隔离治疗。做好粪便的无害化管理，注意饮食、饮水卫生，不吃未洗净或未煮熟的瓜果、蔬菜，饭前便后要洗手，消灭苍蝇（图17-3）。餐饮业工作人员要定期检查，发现慢性患者或包囊携带者，要更换工种，确认治愈后才能恢复餐饮业工作。

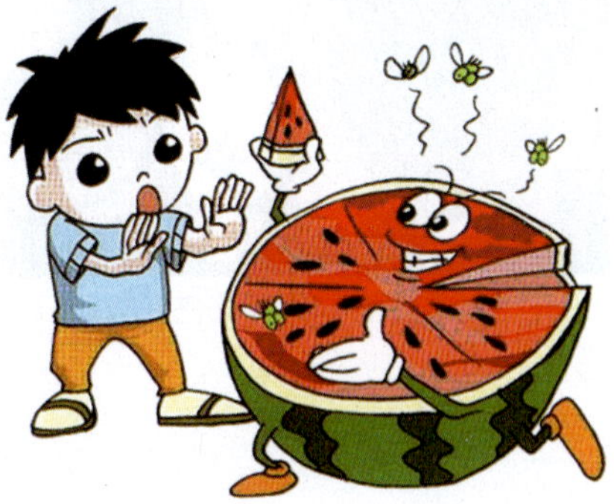

七、护理评价

腹痛、腹泻等症状是否减轻或消失；营养是否得以改善；焦虑情绪是否消除；有无并发症发生。

图17-3　预防措施

第二节　肝阿米巴病

肝阿米巴病，又称阿米巴肝脓肿，为最常见的肠外阿米巴病，主要继发于肠阿米巴。临床表现主要是长期发热、肝区疼痛、肝大等。

一、概　　述

在肠道阿米巴感染时，肠壁组织中的溶组织阿米巴滋养体可侵入溃疡底部的小血管，经门静脉系统到达肝脏；也可经淋巴管或直接侵入肝脏。大多数滋养体被消灭，仅少数可存活并在肝内繁殖，引起小静脉炎和周围静脉炎。

二、护理评估

（一）流行病学资料

详见肠阿米巴病。

（二）身心状况

1. 症状

（1）发热：缓慢发热，体温逐渐升高，多呈弛张热。常在下午发热，夜间盗汗。伴食欲缺乏、腹泻、腹胀、恶心、呕吐等症状。

(2) 肝区疼痛：右上腹疼痛，呈持续性钝痛，夜间疼痛明显。

2. 体征　肝大，有压痛及叩痛。少数患者因脓肿压迫肝内胆管可致黄疸。

3. 并发症　主要是继发细菌感染和脓肿向周围组织破溃而致周围组织器官发生炎症，如肺炎、胸膜炎、脓胸、肺脓肿、心包炎、腹膜炎等。

4. 心理-社会状况　因病程较长，患者可有紧张、焦虑心理。

（三）辅助检查

1. 血常规　急性期白细胞和中性粒细胞增多，病程较长者白细胞多正常或接近正常，红细胞、血红蛋白减少。

2. 粪便检查　部分可检出阿米巴滋养体或包囊，对诊断有一定意义。

3. 影像学检查　B超检查既是诊断肝脓肿的主要方法，又可以为穿刺或手术引流定位；普通X线片、CT、磁共振等检查对肝脓肿（图17-4）的诊断及鉴别诊断也有一定的临床意义。

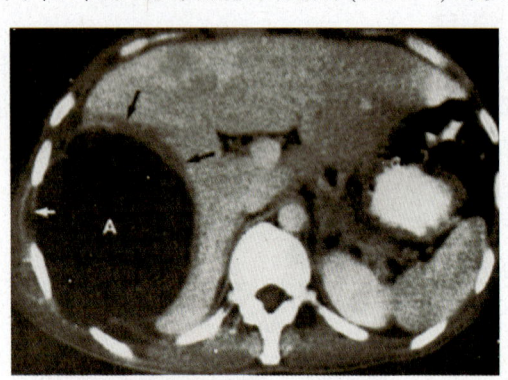

图17-4　阿米巴肝脓肿

4. 肝穿刺液检查　典型脓液呈棕褐色或巧克力样，有腥味。穿刺液中如能找到阿米巴滋养体即可确诊。

（四）治疗要点

注意休息，加强营养。用甲硝唑或替硝唑杀灭阿米巴原虫，合并细菌感染者同时选用敏感抗生素。对较大的、位置较浅的脓肿，如经5~7天的药物治疗无效或有穿破危险，应进行穿刺引流，抽脓后注入抗阿米巴药物。对内科治疗无效，引流失败、不易穿刺、脓肿已穿破或继发感染应用抗生素无效者，予以手术治疗。

三、护理诊断与合作性问题

1. 体温过高　与肝组织坏死后释放出致热源有关。
2. 疼痛：肝区疼痛　与肝大、脓肿形成有关。
3. 营养失调：低于机体需要量　与长期发热、脓肿形成有关。
4. 焦虑　与病程较长，对疾病缺乏正确认识有关。

四、护理目标

体温恢复正常；疼痛减轻或消失；食欲好转，营养状况得到改善；减轻或消除焦虑心理。

五、护理措施

（一）一般护理

1. 隔离与消毒　按消化道隔离，患者的排泄物或被排泄物污染的物品要严格消毒。
2. 休息　症状明显者，应卧床休息，采取舒适体位缓解疼痛，勿剧烈运动，以防脓肿破溃。
3. 饮食　给予高热量、高蛋白、高维生素、易消化饮食。

（二）观察病情

观察生命体征，特别是体温变化情况；观察疼痛情况；观察有无脓肿向周围组织穿破先兆，如咳嗽、呼吸困难、腹痛加剧等。

（三）对症护理

体温过高者，给予冰敷、乙醇擦浴等物理降温，必要时遵医嘱药物降温。腹痛者，协助患者采取舒适体位,局部热敷,必要时遵医嘱给予止痛剂。

(四) 肝穿抽脓的护理

(1) 术前向患者及家属解释肝穿抽脓的目的、方法及注意事项,减轻患者紧张心理,取得患者配合,并做好术前准备。

(2) 术中配合医生,注意观察患者的生命体征及反应。

(3) 观察并记录脓液的性质、量、颜色,并按医嘱及时将标本送检。

(4) 术后嘱患者禁食2小时,卧床休息6~8小时,密切观察生命体征有无变化、穿刺点有无出血等,如发现异常,及时报告医生并配合医生做好相关处理。

(五) 心理护理

多与患者沟通交流,解释病情并进行心理疏导,减轻患者心理压力。

六、健康指导

健康指导见肠阿米巴病。

七、护理评价

患者是否了解阿米巴病相关知识;体温是否恢复正常;疼痛能否减轻;营养状况是否好转;能否消除焦虑心理。

小结

肠阿米巴病是由溶组织阿米巴原虫感染引起的肠道传染病。无症状排包囊者、慢性患者和恢复期患者是主要传染源,主要通过包囊污染食物、水源、手等经口感染,以腹痛、腹泻、排暗红色果酱样大便为特征,易转为慢性,并可引起肝脓肿等并发症。肝阿米巴病常为肠阿米巴病的并发症,主要症状是发热、肝区疼痛等。治疗上采取支持、对症和清除阿米巴原虫等方法。护理措施包括对症护理、观察病情、及时发现并发症,正确指导预防及进行有效的健康教育。

自测题

A₁型题

1. 下列说法哪项不正确( )
   A. 阿米巴生活史包括包囊和滋养体两个时期
   B. 4核包囊具有传染性
   C. 滋养体传染性强
   D. 包囊在外界环境中生存能力较强
   E. 滋养体在外界抵抗力弱

2. 肠阿米巴病主要传播途径是( )
   A. 接触传播   B. 粪-口传播
   C. 虫媒传播   D. 呼吸道传播
   E. 血液、体液传播

3. 典型肠阿米巴病患者粪便性状是( )
   A. 黄色蛋花汤样   B. 柏油样
   C. 白陶土样   D. 暗红色果酱样
   E. 墨绿色海水样

4. 肠阿米巴病常见的病变部位是( )
   A. 盲肠、回肠   B. 空肠、回肠
   C. 乙状结肠、直肠 D. 盲肠、升结肠
   E. 空肠、回肠

5. 肠阿米巴病的辅助检查,首选的是( )
   A. 结肠镜   B. 血培养
   C. 粪便涂片   D. 免疫学检查
   E. 生物学技术

6. 阿米巴肝脓肿首选的检查方法是( )
   A. B超   B. 粪便检查
   C. X线片   D. 肝穿刺液检查
   E. 免疫学检查

7. 下列哪项检查可确诊肠阿米巴病( )
   A. 暗红色果酱样粪便
   B. 大便镜检有大量红细胞及夏-雷结晶
   C. 甲硝唑治疗有效
   D. 血白细胞升高
   E. 粪便中找到阿米巴滋养体

8. 溶组织阿米巴原虫侵入肝脏的主要途径是( )
   A. 通过淋巴管   B. 通过肝静脉   C. 通过门静脉
   D. 通过胆管   E. 穿透结肠壁直接蔓延

9. 阿米巴病首选的治疗药物是( )
   A. 青霉素   B. 甲硝唑   C. 庆大霉素

D. 链霉素　　　E. 诺氟沙星

A₃/A₄型题

(10、11题共用题干)

患者,男,35岁,农民。15天前无明显诱因下出现右下腹隐痛,并有腹泻,大便每天7~8次,量不多,呈暗红色果酱样,奇臭。自服"诺氟沙星"治疗,效果不佳。3天前出现发热,体温约39℃,继而出现右上腹胀痛。查体:体温39.2℃,脉搏88次/分,呼吸20次/分,血压110/78mmHg。腹平软,肝右肋下3cm,质中等,有明显触痛,肝区叩击痛(+)。肠鸣音8次/分。粪便检查:大量红细胞及白细胞,可见阿米巴滋养体及包囊。

10. 患者15天前可能发生了什么(　　)
    A. 细菌性痢疾　B. 阑尾炎　　C. 消化不良
    D. 伤寒　　　　E. 肠阿米巴病
11. 患者3天来可能发生了什么(　　)
    A. 乙型肝炎　　B. 肝硬化　　C. 肝阿米巴病
    D. 伤寒　　　　E. 肠阿米巴病

(梁启斌)

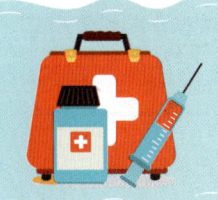

第十八章 血吸虫病患者的护理

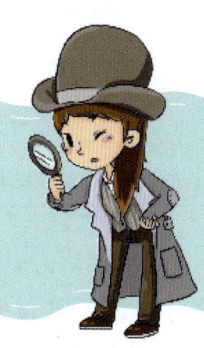

血吸虫病是由血吸虫属的血吸虫寄生于人体门静脉系统所引起的寄生虫病。急性期以发热、肝大、腹泻、脓血便为主要表现;慢性期以腹泻、肝脾肿大为主要表现;晚期表现主要与肝门静脉周围纤维化有关,以肝硬化、巨脾、腹水等为主要症状。

一、概 述

寄生于人体的血吸虫主要有5种,即曼氏血吸虫、埃及血吸虫、日本血吸虫、间插血吸虫与湄公血吸虫。我国流行的只有日本血吸虫病。

日本血吸虫成虫雌雄异体,寄生在人体门静脉系统,主要在肠系膜下静脉内,存活时间一般为2~5年,虫体可逆流到肠系膜下层的小静脉末梢,雌虫在此产卵,虫卵刺激破坏血管壁,使周围组织发生炎症坏死,虫卵便有机会随破溃的组织进入肠腔,与粪便一起排出体外。当血吸虫虫卵随粪便进入水中,孵化成毛蚴,进入中间宿主钉螺体内,约经2个月后形成具有传染性的尾蚴,当人、畜与含有尾蚴的疫水接触时,尾蚴从皮肤和黏膜钻入人体,脱尾后成童虫移行至肺部,经血流至肝脏,发育成成虫,此后雌雄合抱,虫体再逆血流移行到肠系膜下静脉末梢血管内产卵,并将虫卵沉积于肠道和肝脏等组织而引起虫卵肉芽肿。在血吸虫的生活史中,人是终末宿主,钉螺是中间宿主(图18-1)。血吸虫病的病变可由尾蚴、童虫、成虫、虫卵及其代谢产物所引起,但以虫卵引起的肉芽肿最为重要。

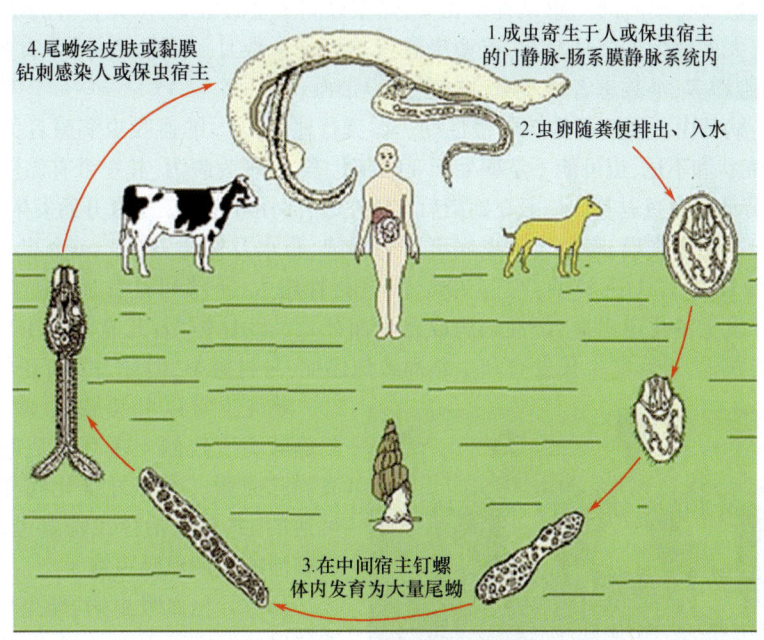

图18-1 血吸虫的生活史

血吸虫病的主要病变部位在肝脏与结肠。肝脏早期充血肿胀,表面可见虫卵结节,晚期出现肝纤维化,病情进一步发展可导致血吸虫性肝硬化。结肠病变以直肠、乙状结肠、降结肠为最重。急性期黏膜充血水肿,有浅表溃疡,慢性期可有息肉样增生和结肠狭窄。

> **临床链接**
>
> 因为日本血吸虫是日本科学家最早发现的(1903年在日本首次发现日本血吸虫),所以叫日本血吸虫。我国首例日本血吸虫患者的发现是在1905年,由美籍医师Logan在我国湖南常德周家店发现的(患者郑氏,男,18岁),粪检出日本血吸虫虫卵。

二、护理评估

(一)流行病学资料

1. 传染源　视流行地区而异,在水网地区患者是主要传染源;在湖沼地区除患者外,感染的牛和猪也是重要的传染源;而山丘地区野生动物也是传染源。在流行病学上患者和病牛是重要的传染源。

2. 传播途径　主要通过皮肤或黏膜与含有尾蚴的疫水接触。含有血吸虫虫卵的粪便入水、钉螺的存在和接触疫水是本病传播的三个重要环节。

3. 人群易感性　普遍易感,年龄通常在11~20岁,感染后有部分免疫力。

4. 流行特征　我国主要分布于长江流域及以南地区,其地理分布和钉螺的地理分布相一致。感染季节为夏秋季。青壮年男性农民和渔民感染率高。

考点: 主要的传染源、传播途径

(二)身心状况

潜伏期一般为23~73天,平均40天。根据感染的时间、部位、病程的不同,临床上可分为3期:急性期、慢性期和晚期。

1. 症状和体征

(1)急性期:当尾蚴侵入皮肤后,部分患者局部出现丘疹或荨麻疹,称尾蚴性皮炎,2~3天自行消失。当雌虫开始大量产卵时,少数患者出现以发热为主的急性变态反应性症状,常在接触疫水后1~2个月出现,热度高低及持续时间与感染程度相关,热型以间歇型最常见,多无显著的毒血症症状,发热期限短者仅2周,大多数为1个月左右,重型患者发热可长达数月。除发热外,伴有腹痛、腹泻、肝脾肿大及嗜酸粒细胞增多,半数患者有咳嗽、咳痰,痰中带血。

(2)慢性期:病情由急性期逐步转向慢性期。在流行地区,90%的血吸虫病患者为慢性血吸虫病,多数患者无明显症状和不适,也可能不定期处于亚临床状态,表现为腹泻、粪中带有黏液及脓血、肝脾肿大、贫血和消瘦、劳动能力减退等。一般在感染后5年左右,部分重症感染患者开始发生晚期病变。

(3)晚期:根据临床表现,晚期血吸虫病可分为巨脾、腹水及侏儒三型。一个患者可兼有两种或两种以上表现(图18-2)。①巨脾型:约占70%,脾进行性增大,下缘可达盆腔,常伴有脾功能亢进。②腹水型:常因并发上消化道出血、肝性脑病或感染而死亡。③侏儒型:儿童和青少年时期若感染严重,垂体前叶功能减退,可影响生长发育和生殖而致侏儒症,身材矮小,但智力发育正常。

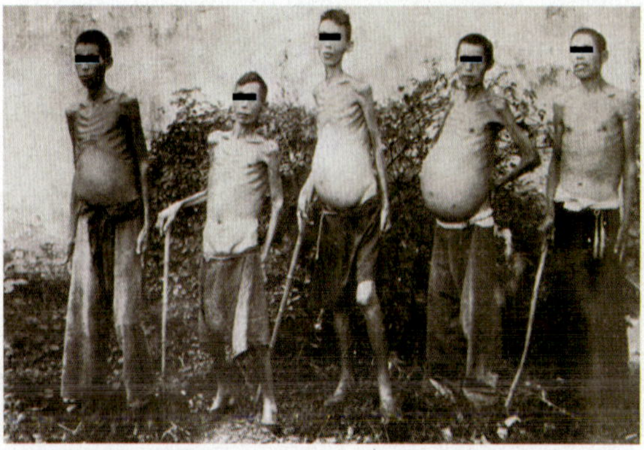

临床上常以肝脾肿大、腹水为主要表现,门静脉高压致侧支循环形成时可引起食管胃底静脉曲张。因肝纤维化病变在晚期常是不可逆的,并且对治疗反应甚差,从而导致临床上难治的晚期血吸虫病。

(4)异位血吸虫病:即虫卵沉积在门静脉系统以外器官所引起的损害,以脑型和肺型多见,表现为脑膜刺激征或癫痫发作、肺间质性病变等。

考点: 各期的临床特点

图18-2　血吸虫病晚期患者

2. 心理-社会状况　急性期患者由于症状

明显,对预后缺乏了解,常表现为恐惧、紧张、焦虑;慢性期患者的临床表现不明显,但病程长,劳动能力下降,大多数患者表现悲观、焦虑;晚期患者常因劳动力丧失和病情加重而感到焦虑,或担心并发上消化道出血、肝性脑病而产生恐惧感。

(三) 实验室和其他检查

1. 血常规　急性期嗜酸粒细胞显著增多,可达20%~40%,为特征性改变。慢性期仍有轻度增多,晚期因脾功能亢进,导致全血细胞减少。
2. 病原学检查　粪便检出虫卵、孵出毛蚴或直肠黏膜活检查出虫卵是诊断血吸虫病的直接依据。
3. 免疫学检查　血清免疫学实验,如皮内试验、环卵沉淀试验、ELISA试验等,对诊断有参考价值。
4. 肝功能检查　急性期患者血清球蛋白显著增高,血清ALT、AST轻度增高。晚期肝硬化阶段,白蛋白减少,导致白蛋白和球蛋白(A/G)比例倒置。无症状的慢性血吸虫病患者肝功能结果多正常。
5. 影像学检查　行B超、CT扫描以判断肝纤维化的程度。

(四) 治疗要点

1. 病原治疗　首选药物为吡喹酮。吡喹酮为一广谱抗蠕虫药,治疗血吸虫病疗效良好。急性血吸虫病患者,吡喹酮治疗后,6~12个月粪便检查阴转率为90%左右,慢性与晚期患者为91%~100%。
2. 对症治疗　急性期如有发热,应卧床休息,并补充营养和支持治疗。病情严重者可用肾上腺皮质激素治疗。慢性期以病原治疗为主,有贫血及营养不良者,予以支持治疗。晚期患者按照肝硬化治疗。

考点: 治疗血吸虫首选的药物

三、护理诊断及合作性问题

1. 体温过高　与血吸虫急性感染后虫卵和毒素的作用有关。
2. 腹泻　与血吸虫虫卵沉积于结肠,导致结肠黏膜充血、水肿、溃疡有关。
3. 营养失调:低于机体需要量　与发热、腹泻、食欲缺乏及肝功能损害导致营养代谢障碍有关。
4. 潜在并发症　上消化道出血,肝性脑病。
5. 知识缺乏　缺乏血吸虫病的防治知识。

四、护 理 目 标

患者体温恢复;腹泻减轻或消失;营养能够满足机体的需要;防止并发症的发生,了解血吸虫病的防治知识。

五、护 理 措 施

(一) 一般护理

1. 隔离　因血吸虫病患者不直接传染给他人,所以不需要隔离,但粪便含有血吸虫虫卵,应进行消毒后排放。
2. 休息与活动　急性期患者应卧床休息,保持舒适体位;慢性期患者适当活动,避免劳累;晚期肝硬化伴有腹水者应卧床休息,采取半卧位,合并上消化道大出血者应绝对卧床休息,头偏向一侧,防止窒息。
3. 饮食护理　给予高热量、高蛋白、高维生素、易消化的饮食,不吃油腻、粗糙、过热、多渣、刺激性食物。急性期患者有高热、中毒症状者要多饮水,注意保持水、电解质平衡;晚期腹水明显者应低钠饮食,肝性脑病时暂停蛋白质摄入,上消化道大出血时暂禁食。

(二) 病情观察

急性期患者应观察体温的变化,腹泻的频率、大便的性状和量,皮疹的大小、形态、部位,肝脾有无肿大。慢性及晚期患者观察腹水的程度、肝脾的大小、肝功能的变化，注意有无呕血、黑便、意识障碍等上消化道出血、肝性脑病的表现。

(三) 药物护理

应用吡喹酮抗病原治疗时，指导患者按时、按量坚持服药，并观察服药后的反应，若出现轻微的头晕、头痛、乏力、恶心、腹痛，多数在数小时内自行消失，一般不需处理。若出现心律失常，应立即停药，报告医生并及时处理。

考点：吡喹酮的不良反应

(四) 对症护理

1. 发热的护理　嘱患者卧床休息，监测体温，高热者用冰袋冷敷、温水或乙醇擦浴等物理方法降温，有全身荨麻疹的患者忌温水和乙醇擦浴，必要时遵医嘱应用药物降温。勤换衣被、保持皮肤清洁、床铺干燥。

2. 腹泻的护理　腹泻频繁者卧床休息，给予少渣、高蛋白、高热量饮食，禁食生冷及刺激性食物。观察患者有无脱水，保持水、电解质、酸碱平衡。便后用温水清洗肛周皮肤，保持肛周皮肤干燥清洁。

(五) 心理护理

关心患者，与患者进行积极有效的沟通，进行心理疏导，向患者介绍血吸虫病的基本知识，消除患者焦虑和紧张的情绪，帮助患者树立战胜疾病的信心。

六、健康指导

1. 疾病知识指导　向患者和家属介绍本病的流行病学资料和相关的临床知识，注意休息，不吃油腻的、刺激性和对肝脏有损害的食物。遵医嘱用药，限制烟酒，避免使用损害肝脏的药物。注意自我检测病情，定期门诊随访。

2. 疾病预防指导　宣传血吸虫病的防治知识，应避免接触疫水，做好粪便无害化处理，防止人粪和畜粪污染水源，提倡用自来水和井水，消灭钉螺，治疗患病的人和家畜。重点人群每年吡喹酮40mg/kg顿服一次；耕牛每年春秋各治一次，吡喹酮30mg/kg，一次灌服。

七、护理评价

患者体温是否在正常范围；腹泻是否减轻；营养情况是否改善，精神状况是否良好；有无并发症的发生，是否了解血吸虫病的防治知识。

> **小结**
> 血吸虫病是血吸虫寄生在门静脉系统引起的人、畜共患的寄生虫病。在我国流行的血吸虫病只有日本血吸虫病，由皮肤接触含尾蚴的疫水而感染。病变主要由虫卵引起，主要病变部位在肝脏与结肠。急性期患者有发热、肝大与压痛，腹泻或脓血便，血中嗜酸粒细胞显著增多。慢性期患者以肝脾肿大为主。晚期出现巨脾与腹水等症状。首选药物为吡喹酮。防治血吸虫病的主要措施是应避免接触疫水，做好粪便无害化处理，防止人粪和畜粪污染水源，消灭钉螺，治疗患病的人和家畜。

自测题

A₁型题

1. 血吸虫的中间宿主是(　　)
   A. 患者　　　B. 虾
   C. 蟹　　　　D. 水蛭
   E. 钉螺

2. 血吸虫病的主要传染源是(　　)
   A. 野鼠　　　B. 患者和保虫宿主
   C. 家禽　　　D. 猫
   E. 犬

3. 急性血吸虫病的好发季节为(　　)
   A. 冬季　　　B. 春季
   C. 夏秋季节　D. 秋季

E. 夏季

A₂型题

4. 患者王某,30岁,渔民,因"发热、腹痛、腹泻2周"入院。诊断为"血吸虫病",治疗血吸虫病首选的药物是(　　)。
   A. 氯喹　　　　B. 吡喹酮
   C. 甲硝唑　　　D. 诺氟沙星
   E. 锑剂

5. 某男,25岁,血吸虫病患者。认为自己得了传染病,不敢与自己家人一起吃饭,不敢与家人共用生活用品,甚至不敢面对面说话,作为一个护士你告诉患者(　　)
   A. 不能与自己家人一起吃饭,应进行消化道隔离
   B. 不能与家人共用生活用品
   C. 不能面对面说话,进行呼吸道隔离
   D. 血吸虫病不是传染病
   E. 患者不需要隔离,做好粪便无害化处理即可

A₃/A₄型题

(6、7题共用题干)

患者,男,55岁,湖北渔民,血吸虫病患者。今晨突然出现上消化道大出血,来医院就诊。体检:肝脾肿大、腹水。肝功能:血清白蛋白明显降低,A/G倒置。

6. 该患者属于(　　)
   A. 急性期血吸虫病
   B. 慢性期血吸虫病
   C. 晚期血吸虫巨脾和腹水型
   D. 晚期血吸虫侏儒症型
   E. 异位血吸虫病

7. 对于该患者下列哪项护理措施不正确(　　)
   A. 绝对卧床休息
   B. 取半卧位,头偏向一侧
   C. 给予温流质饮食
   D. 检测生命体征
   E. 做好各种抢救措施

(冯　影)

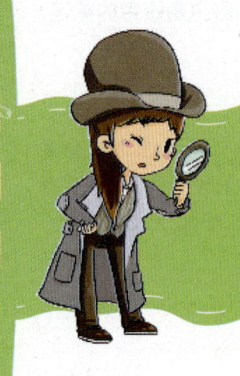

第十九章 医院感染患者的护理

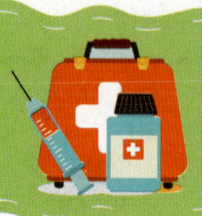

一、概　述

医院感染又称医院内感染、院内感染或医院获得性感染,是指住院患者在医院内获得的感染,包括在住院期间发生的感染和在医院内获得但在出院后发生的感染及医院工作人员在医院内获得的感染,不包括入院前已开始或入院时已存在的感染。

医院感染分为外源性感染和内源性感染。外源性感染亦称获得性感染或交叉感染,是指携带病原微生物的医院内患者、工作人员或探视者,以及医院环境中病原微生物所引起的医院感染;内源性感染又称自源性感染,是指患者自身皮肤或腔道等处定殖的条件致病菌,或从外界获得的定殖菌由于数量或定殖部位的改变而引起的感染。

细菌、病毒、真菌、立克次体和原虫等均可引起医院感染,可以是一种,也可以是多种病原体的混合感染。①细菌:是引起医院感染的主要病原体,以革兰阴性杆菌多见,尤其是肠杆菌科细菌,如大肠埃希菌、克雷伯杆菌、肠杆菌和沙雷菌等。近年来,假单胞菌属和其他单胞菌、不动杆菌属、产碱杆菌及黄杆菌属、革兰阳性菌中表皮葡萄球菌等条件致病菌增多,化脓球菌逐渐减少。类杆菌属是医院厌氧菌感染中最常见的病原菌,可引起胃肠道和妇科手术后的腹腔和盆腔感染、败血症和心内膜炎。梭杆菌属等可引起口腔和呼吸系统的感染。嗜肺军团菌和其他军团菌属是医院内获得性肺炎的主要病原体之一。难辨梭菌是抗生素相关性腹泻的主要病原菌。结核分枝杆菌感染常常发生于免疫功能低下的人群。②真菌:最常见的是念珠菌属,其中白念珠菌约占80%,成为医院内肺部感染和消化道感染的常见病原体,还可在静脉留置导管引起的败血症和免疫功能缺陷患者中造成严重感染。其他有曲霉菌、毛霉菌和新型隐球菌等。③病毒:常见的有疱疹病毒、合胞病毒、肠道病毒和肝炎病毒。其中,合胞病毒常引起呼吸道感染;轮状病毒和诺瓦克病毒等常引起老年和婴幼儿患者腹泻;乙型和丙型肝炎病毒感染主要与输血及输注其他血制品、血液透析相关;巨细胞病毒感染多见于移植及使用免疫抑制剂的患者中。

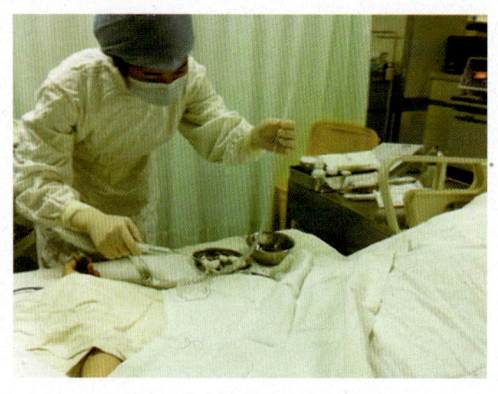

图 19-1　医院感染有关因素

医院感染的病原体有以下特点:①以条件致病菌或机会病原体为主,条件致病菌是在有诱发因素的患者中引起医院感染,机会病原体仅仅是在患者抗感染抵抗力显著降低时引起临床疾病;②多为耐药菌,甚至多重耐药菌;③常见铜绿假单胞菌和沙雷菌;④除细菌外,真菌是医院感染病原体的一个重要组成部分,深部真菌病几乎都是医院感染;⑤医院感染病原体的变迁受抗生素普及和应用所影响。

医院感染的发病与各种原因造成的宿主免疫功能减退、各种侵袭性诊疗措施及抗菌药物使用不当有关(图 19-1)。

考点:医院感染有关因素

二、护理评估

(一)流行病学资料

1. 感染源　即医院环境中的任何物体,包括体表或体内携带病原微生物的患者、携带者或医院工作人员,也包括病原微生物自然生存和孳生的场所或环境。

2. 传播途径　①接触传播:是最主要的传播途径,指病原微生物从患者或带菌者直接传给接触者,如直接接触到感染者病灶的体液或性病患者的分泌物而受感染等。污染的手是接触传播的主要媒介,不仅可引起直接传播,还可造成间接接触传播。②血液传播:主要见于乙型肝炎病毒、丙型肝炎病毒和人免疫缺陷病毒传播。③共同媒介物传播:主要见于药品、医疗器械和插管、导管、内镜、人工呼吸等侵袭性诊疗设备受病原微生物污染所致。④呼吸道传播:以空气中带有病原微生物的气溶胶微粒和尘埃为媒介。空调传播是空气传播的特殊形式,主要与军团病有关。雾化吸入和吸氧装置也可传播病原菌。⑤消化道传播:主要见于因饮水、食物被污染而引起医院内肠道感染。

3. 易感人群　住院患者对条件致病菌和机会病原体的易感性较高,尤其是下列患者更易发生医院感染:①患恶性肿瘤、糖尿病、肝病、肾病、结缔组织病、慢性阻塞性支气管肺疾病和血液病等严重影响了机体的细胞免疫或体液免疫功能的患者;②接受免疫抑制剂治疗、移植治疗、各种侵袭性操作、异物的植入、长期使用广谱抗生素或污染手术的患者;③新生儿、婴幼儿和老年人;④烧伤或创伤患者。

4. 流行特征　老年人、新生儿与婴幼儿、免疫功能低下的患者感染率高,可发生在任何季节,无明显性别差异,但某些感染部位如女性患者泌尿道感染率大于男性。

(二)身心状况

1. 潜伏期　对于有明确潜伏期的感染,自入院时起超过平均潜伏期后发生的感染为医院感染;无明确潜伏期的感染,将入院48小时后发生的感染定义为医院感染。

2. 常见的感染部位和感染特点

(1) 肺部感染:简称医院肺炎,是最常见的医院感染,病死率位于医院感染首位。常发生于白血病、慢性阻塞性肺病、外科手术患者及肿瘤、长期卧床或行气管切开术、安置气管导管等重危患者中,ICU患者感染率更高。肺部感染的病原体种类较多,以革兰阴性杆菌居多,约占60%以上,革兰阳性球菌中以金黄色葡萄球菌为常见。其他尚有肺炎链球菌、嗜肺军团菌及真菌等。危重患者和免疫功能低下者可见真菌、疱疹病毒类、沙眼衣原体、巨细胞病毒和非典型分枝杆菌等。肺部感染的主要临床表现有发热、咳嗽、咳黏稠痰、呼吸增快,肺部有湿啰音,或伴发绀。确诊须经X线胸片检查与痰标本中检出相应的病原体。

(2) 尿路感染:占医院感染第二位。常发生于尿路器械诊疗的患者。诱发因素有尿路梗阻、膀胱输尿管反流、膀胱残余尿和不规则抗菌药物治疗等。病原菌以大肠埃希菌为主,其次为肠球菌、变形杆菌、铜绿假单胞菌、肺炎链球菌、沙雷菌和念珠菌等。临床可分为有症状泌尿道感染、无症状菌尿症和其他尿路感染。①有症状泌尿道感染:有尿频、尿急、尿痛等尿道刺激症状伴或不伴发热,或有下腹触痛、肾区叩痛,尿常规白细胞增多(男性≥5个/HP,女性≥10个/HP),尿细菌培养阳性。②无症状菌尿症:在近期(通常为1周)有内镜检查或留置导尿史,无症状,尿细菌培养阳性。③其他尿路感染(如肾、肾周围组织、输尿管、膀胱、尿道)。

(3) 消化道感染:主要有抗菌药物相关性腹泻和胃肠炎。①抗菌药物相关性腹泻:又称伪膜性肠炎。常发生于尿毒症、糖尿病、再生障碍性贫血、胃肠道手术后、肠梗阻和老年患者应用抗菌药物过程中。主要致病菌是难辨梭菌,其次是金黄色葡萄球菌。表现为腹泻水样便、血便、黏液脓血便等,或在大便中见到斑块条索状伪膜,可伴有发热、腹痛或腹部压痛,外周血白细胞升高。②胃肠炎:主要为感染性胃肠炎,为常见的流行性医院感染。特点是入院48小时后腹泻稀便,每日超过3次,连续2天以上。常见的病原体有沙门菌、产肠毒素大肠埃希菌、致病性大肠埃希菌、侵袭性大肠埃希菌及念珠菌、其他有志贺菌属、空肠弯曲菌、轮状病毒等。临床表现因病原菌不同而异，产肠毒素大肠埃希菌肠炎：腹泻呈水样或蛋花样大便，镜检无脓细胞与白细胞。念珠菌肠炎：多发生于有基础疾病患者在应用广谱抗菌药物后，每日腹泻数次，严重者可有黑便，大便涂片染色镜检可查见酵母样菌。鼠伤寒沙门菌肠炎：主要发生于小儿，特别是婴幼儿，表现为急起发热、恶心和呕吐，腹泻每日可10余次，稀便或带黏液，可有脓血便，有腥臭味，大便培养可有鼠伤寒沙门菌生长。

(4) 全身感染：发病率占医院感染的5%，其中原发性败血症（原发感染病灶不明显或由静脉输液、血管内检查及血液透析、静脉输入污染的药物或血液引起的败血症）约占半数，其他来源于原发局部炎症或感染病灶。常见病原菌是革兰阳性球菌、革兰阴性杆菌及少数真菌。革兰阳性球菌以凝固酶阴性葡萄球菌最常见，其次为金黄色葡萄球菌和粪肠球菌。革兰阴性杆菌败血症主要为大肠埃希菌、克雷伯菌属、肠杆菌属，少数为铜绿假单胞菌及沙雷菌属。真菌主要为念珠菌属。少数可为2种以上细菌混合感染。常见的表现为不规则寒战、高热，体温达39～40℃，弛张热型，中毒症状显著，血常规检查白细胞显著增高可达$15×10^9$/L以上，中性粒细胞占85%～90%以上，血培养有病原菌生长。免疫功能低下者，白细胞常不升高。确诊依靠血培养。

(5) 其他：主要为各器官或组织手术后的感染，包括手术切口和手术部位的感染。器官移植相关的感染主要与免疫抑制有关。

> **临床链接**
> 原位菌群失调：是正常菌群生活在原来部位，亦无外来菌入侵，但发生了数量或种类结构上的变化，即出现了偏离正常生理组合的生态学现象，可对宿主产生某种不良影响。

3. 心理-社会状况　该病患者往往有基础疾病，易出现紧张、焦虑等心理。加之对疾病缺乏了解，易产生急躁情绪。

(三) 辅助检查

1. 血常规　化脓性细菌感染时白细胞、中性粒细胞增多，革兰阴性杆菌、某些病毒、原虫感染时白细胞、中性粒细胞减少。病毒、结核分枝杆菌、弓形虫等感染时淋巴细胞增多，感染性心内膜炎、活动性肺结核单核细胞明显增多。

2. 尿常规、大便常规　尿路感染时尿中白细胞增多，消化道感染时大便中白细胞增多。

3. 病原体检查　为确诊的主要依据，含细菌培养、血液特异性病原体抗原检测、组织或体液涂片找包涵体、病理活检等。

4. 其他　X线、B超、CT等可了解组织器官的病变情况。

(四) 治疗要点

治疗要点主要是合理应用抗菌药物。抗菌药物选用步骤：①首先根据临床诊断估计病原菌进行经验治疗，革兰阳性球菌选用青霉素、苯唑西林、大环内酯类、庆大霉素、头孢哌酮和万古霉素等；革兰阴性杆菌选用氨苄西林、庆大霉素、氯霉素、哌拉西林、头孢唑啉及二、三代头孢菌素或氟喹诺酮类；铜绿假单胞菌选用阿米卡星、哌拉西林、氟喹诺酮类，或头孢哌酮、头孢他啶或亚胺培南-西拉司丁（泰能）等；厌氧菌选用甲硝唑和替硝唑、青霉素、克林霉素和拉氧头孢等；深部真菌选用两性霉素B、咪康唑、酮康唑、氟康唑、伊曲康唑或氟胞嘧啶等；念珠菌口腔炎选用1%甲紫、制霉菌素等；颅内感染选用青霉素G、氯霉素或三代头孢菌素。②根据培养出的病原菌与药敏试验结果调整用药，以后再根据疗效、不良反应酌情调整。应尽量减少联合用药，以免引起菌群失调。联合应用抗菌药物的指征为：①急性严重感染病原菌未明确前，暂时应用；②严重混合感染一种抗菌药不能兼顾时，如同时有细菌和真菌感染，或两种细菌用一种抗菌药不能兼顾者。

选择抗菌药物时应考虑如下几方面。①病原菌方面：病原菌的种类、特点、部位、药敏与动态变化等。②病情方面：感染部位，老年或小儿和基础疾病等。③抗菌药物方面：抗菌活性与其药代动力学特点，如吸收、分布与排泄特点，血药浓度高低，半衰期长短，血浆蛋白结合率高低及不良反应等。

对症治疗包括基础疾患的相应治疗；维持水、电解质的平衡和补充必要热量和营养；维护重要的生理功能，如呼吸与循环功能。有脓肿或炎性积液者，应及时争取有效的引流等。

考点： 不能滥用抗生素

三、护理诊断与合作性问题

护理问题视感染部位不同而异。

1. 体温过高　与感染有关。
2. 气体交换受损　与肺部感染引起呼吸面积减少有关。
3. 清理呼吸道无效　与呼吸道分泌物过多，痰液黏稠有关。
4. 营养失调：低于机体需要量　与腹痛、腹泻有关。
5. 知识缺乏　缺乏有关疾病防治知识。

四、护理目标

患者基础疾病的表现缓解或消失；体温恢复正常；感染得到有效控制。

五、护理措施

(一) 一般护理

1. 休息与隔离　病情重者卧床休息，轻症或恢复期患者逐步增加活动量，取舒适体位。根据病原体传播途径进行隔离，以不同颜色的卡片分别表示7种不同的隔离技术，安置在护理办公室和患者床头：黄色——严密隔离，橙色——接触隔离，蓝色——呼吸隔离，灰色——抗酸杆菌（结核病）隔离，棕色——肠道隔离，绿色——引流/分泌物隔离，粉红色——血液、体液隔离；并对其分泌物、排泄物进行消毒。

2. 饮食护理　给予易消化、清淡的高热量、高维生素、高蛋白饮食。保证液体入量，鼓励患者多饮水，口服不足者可静脉补充。

(二) 病情观察

密切观察体温、脉搏、呼吸、血压、意识状况；观察咳嗽、咳痰情况，小便颜色、量，大便性状、量；基础疾病病情变化等。

(三) 对症护理

1. 高热　可用冰袋冷敷、温水或乙醇擦浴等物理方法降温，必要时遵医嘱应用药物降温。
2. 痰多黏稠　多喝开水，补充足够的液体，遵医嘱应用祛痰药，指导患者有效咳嗽，协助患者排痰。
3. 腹泻　腹泻次数多者，注意保持肛周皮肤清洁。

(四) 用药护理

根据病情遵医嘱应用抗菌药物，注意观察药物疗效及不良反应。病情较重者静脉滴注，病情减轻后可改为肌内注射或口服；重症患者静脉推注，病情好转后改为滴注；中度或轻度感染患者肌内注射与口服；表浅或脓腔感染采用局部用药，剂量相应减小。老年人和有基础疾病的患者较易发生不良反应、变态反应与毒性反应，联合用药易引起菌群失调。

(五) 心理护理

关心、体贴、照顾患者，耐心解答患者及其家属提出的疑问，满足患者的合理需要，创造适宜的环境。加强护患沟通，以增加患者对治疗的信心，主动配合治疗，使疾病早日康复。

六、健康指导

1. **疾病相关知识指导** 告知医院感染的消毒、隔离知识、预防措施。严格遵守病室的消毒管理制度，加强个人卫生，告知医院环境中的任何物品都可能成为医院感染的传染源，排泄物、分泌物要严格按要求放置、处理。多休息，加强营养，尤其强调合理应用抗菌药物，不能自行增减、停药或随意用药。

2. **疾病预防指导** 主要针对医院管理及医院感染发生的各个环节。

（1）建立和健全有关的规章制度，认真执行并经常督促与定期检查。①搞好清洁卫生：包括医院的环境卫生和科室与病室的清洁卫生。②注意消毒：包括污物与污水的消毒，科室和病室的消毒，医院感染高发区的消毒，医护人员特别注意手的消毒（图19-2）。③加强隔离：病原性隔离，隔离传染病患者，以防其传播；对医院感染患者的分泌物、排泄物进行消毒；对其他易感患者进行保护性隔离，防止受感染。④处理好医院污物：医疗垃圾应按照有关规范处理和消毒、运输。⑤做好灭菌工作：中心供应室的消毒灭菌必须进行质量控制。⑥严格执行手术室和相关诊疗措施的无菌技术。

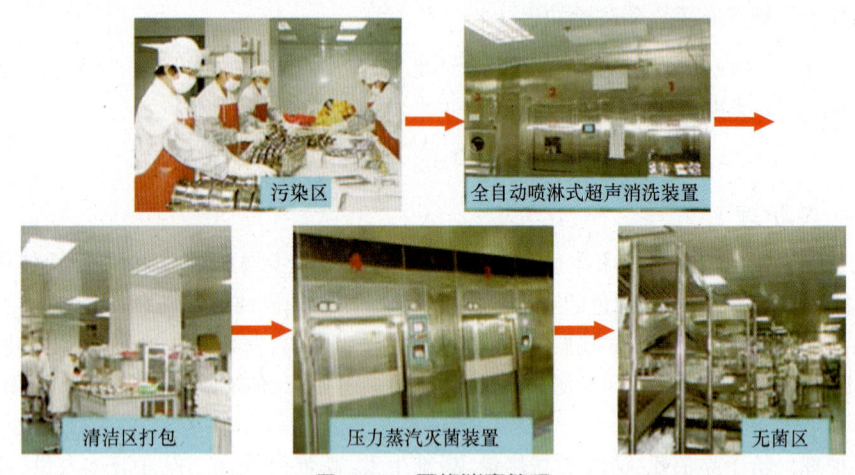

图 19-2　严格消毒管理

（2）讲授有关医院感染的防治知识，提高医生、护士、检验等有关人员的防治意识。

（3）合理应用抗菌药物，包括对医院感染与抗菌药物理论知识的讲解，诊断、治疗的指导和存在问题的解决。

> **护考链接**
>
> 下列哪项不属于医院感染的预防措施（　）　A. 认真洗手　B. 合理使用抗生素　C. 严格执行无菌操作　D. 消毒隔离　E. 禁止院内吸烟
>
> 点评：院内感染和吸烟无关。

七、护理评价

患者基础疾病的表现是否缓解或消失；体温是否恢复正常；感染是否得到有效控制。

> **小结**
>
> 医院感染又称医院内感染、院内感染或医院获得性感染，是指住院患者在医院内获得的感染，包括在住院期间发生的感染和在医院内获得但在出院后发生的感染及医院工作人员在医院内获得的感染，不包括入院前已开始或入院时已存在的感染。医院感染分为外源性感染和内源性感染。细菌、病毒、真菌、立克次体和原虫等均可引起医院感染。医院感染的发病与各种原因造成的宿主免疫功能减退、各种侵袭性诊疗措施及抗菌药物使用不当有关。治疗上主要是合理应用抗菌药物。护理中以病情观察、对症护理、用药护理为主。

自 测 题

A₁ 型题

1. 为防止交叉感染,具有针对性的措施是( )
   A. 进行无菌操作时要戴口罩、帽子
   B. 无菌操作环境要清洁、干燥、宽敞
   C. 无菌物品与非无菌物品要分开放置
   D. 用无菌持物钳夹取无菌物品
   E. 一份无菌物品只供一人一次使用

2. 引起医院感染的病原微生物主要是( )
   A. 自然界的微生物   B. 空气中的微生物
   C. 环境中的微生物   D. 人体的致病菌
   E. 人体的条件致病菌

A₂ 型题

3. 患者,男,75 岁,诊断为"院内肺炎"。正确的抗菌治疗方案需考虑( )
   A. 感染病原菌的种类   B. 患者感染病情
   C. 抗菌药物作用特点   D. 药物敏感试验
   E. 以上都是

4. 患者,男,32 岁。一个月前因外伤手术输血 800ml,近 1 周出现上腹部不适,乏力,食欲缺乏,尿色加深。既往无病毒性肝炎病史。护理体检:肝肋下 2cm,有轻度触痛。化验肝功能:ALT 500U/L,抗 HCV(+),HCV RNA(+)。该病的主要传播途径( )
   A. 血液传播   B. 接触传播
   C. 共同媒介物传播   D. 呼吸道传播
   E. 消化道传播

A₃/A₄ 型题

(5、6 题共用题干)

患者,男,56 岁,因白血病住院治疗,住院 1 周后,出现肺炎,使用抗生素治疗,近日发现口腔黏膜破溃,创面附着白色膜状物,用棉签拭去附着物,可见创面轻微出血,口角有疱疹。

5. 该患者最可能原因是( )
   A. 口腔溃疡   B. 白喉
   C. 化脓性扁桃体炎   D. 口腔真菌感染
   E. 食物残渣

6. 最主要的预防措施是( )
   A. 遵医嘱合理应用抗生素
   B. 遵医嘱合理应用化疗药物
   C. 遵医嘱放疗
   D. 严密隔离
   E. 加强营养,增强身体抵抗力

(任玉尧)

实训指导

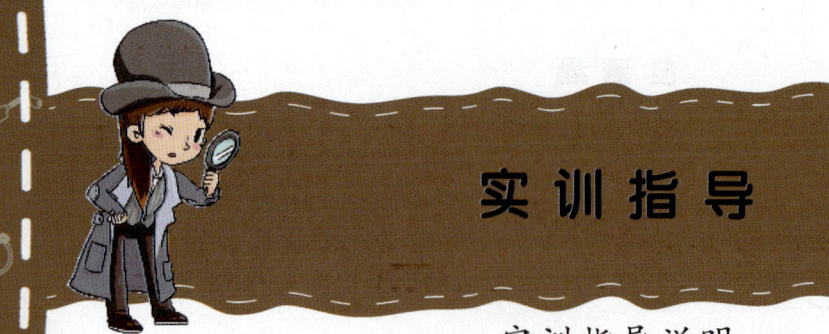

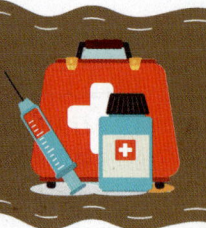

实训指导说明

实训教学含两方面内容,即案例形式实训、见习形式实训。原则上以2个学时为1个实训单元。现就实训环节和内容做如下说明。

一、案例形式实训

按照目的、病案设计、病案分析、评价顺序编写。

【目的】

指本次实训课学生学习的目标。

【病案设计】

教师应准备好教材所附案例或者自己编写病案发给学生预习,以熟悉内容。提前分若干实训小组,并选好扮演"患者"角色的学生,确保情景教学顺利进行。

【病案分析】

课中教师引导学生讨论病例,分析患者资料,根据情境中提出的问题进行分析、整理,得出结论,完成案例分析要求的学习目标。

【评价】

各组派代表汇报讨论结果,教师在课堂进行点评;或者制订患者的护理计划,教师进行批阅。

二、临床见习形式实训

按照目的、见习过程、见习报告顺序编写。

【目的】

指本次临床见习学生学习的目标。

【见习过程】

课前教师要与教学医院联系并选定好若干病例,对选定患者的身体状况、心理素质、文化素养等进行评估看能否胜任见习教学任务,学生分组,阅读选定患者的住院病历,由带教教师讲解见习目的、见习内容、见习方法及见习要求,在带教教师的指导下,对患者进行护理评估,询问患者的健康史,进行护理体检。

【见习报告】

各见习小组组内讨论患者的病情,对收集的患者资料进行分析和整理,提出护理问题和护理计划要点,写成见习报告,任课教师批阅。

以上教学方法仅供参考。各学校可根据本地的实际情况及实践条件进行选择和调整,积极创造条件,保证实训教学任务的完成和教学目标的达成。

(李大权)

实训一　传染病区护理管理和隔离消毒

【目的】

1. 熟悉传染病院或传染科的布局和管理要求,能够正确区分传染病房的清洁区、污染区及半污染区。

2. 掌握正确的穿脱隔离衣方法;掌握传染病消毒隔离的要求和主要措施。
3. 严格遵守传染病房各项制度。
【准备】
1. 教学准备　①传染病区护理管理和隔离消毒录像。②与医院传染病科沟通临床见习内容。
2. 学生准备　实践前复习回顾传染病房的区域划分、穿脱隔离衣的方法、传染病消毒隔离的要求和主要措施等相关知识。
【方法与过程】
1. 方法　多媒体演示、临床见习。
2. 过程
(1) 多媒体演示:观看前由教师提问,请同学在观看中找出问题的答案;观看后分小组讨论,教师评讲。
(2) 临床见习:临床带教老师带领学生参观传染病房的区域划分,介绍隔离要求和临床常用消毒液;结合病例讲解并示教传染病消毒隔离的要求和主要措施;示范穿脱隔离衣;然后学生练习,最终由教师做出评讲总结。
【评价】
本次实践结束后,学生完成一份实践报告。

(孙军妹)

实训二　病毒性肝炎患者的护理

【目的】
1. 通过实训,能运用护理程序正确收集病毒性肝炎患者的流行病学资料、临床资料和实验室检查资料,列出护理问题,制订出护理措施,实施健康教育。
2. 在实训过程中学会关心、爱护、尊重患者,培养认真、细致、严谨的工作作风。
【病例设计】
患者,男,32岁,从事销售工作,爱吃生海鲜。近1周来感觉周身无力,厌食,嗅到油性食品就恶心想吐。伴腹胀,精神差,家人发现其眼睛变黄了,遂来就诊。体格检查:双眼巩膜黄染,肝脏于右肋缘下2cm,剑突下3cm,质地软,压痛。实验室检查:ALT 276U/L,诊断:传染性甲型肝炎,患者情绪低落,担心失去工作,担心是否会传染给家人和孩子。
1. 作为一名护士,你如何对该患者进行护理评估,制订护理措施。
2. 应如何对其进行健康教育?
【方法和注意事项】
1. 模拟患者和模拟护士准备　分别扮演患者和护士,解释实训目的、实训过程及如何配合。
2. 护理物品准备　根据病例讨论及操作的需要进行准备。
3. 分配项目任务　第一组护理评估实训;第二组健康教育实训。
4. 注意事项　实训中体现出关心患者、尊重患者;护理措施切实可行,注意与患者沟通交流。
【评价】
1. 组间交叉评价,补充护理评估和健康教育中存在的不足和缺项,学生发言,教师指导。
2. 实训结束,每位学生完成一份病毒性肝炎的护理计划。

(颜　萍)

实训三　获得性免疫缺陷综合征健康教育

【目的】

1. 通过案例分析讨论、情境设置,能让学生独立规范地按护理程序解决获得性免疫缺陷综合征患者的实际问题,对患者进行健康教育。

2. 在实训过程中学会关心、爱护、尊重患者,保护患者的隐私,培养认真、细致、严谨的工作作风。

【病例设计】

患者,男,32岁,既往有吸毒史,因"不规则发热、咳嗽、咳痰、进行性体重下降2个月"入院。体格检查:体温37.5℃,脉搏78次/分,呼吸18次/分,血压120/70mmHg。神志清楚,颈部、腋窝多处淋巴结肿大,质软,无压痛及粘连,可活动,左下肺可闻及湿性啰音。血常规:白细胞计数 $3.89×10^9/L$,中粒细胞占70.9%,淋巴细胞占21.9%,淋巴细胞计数 $0.85×10^9/L$,单核细胞占5.6%,血红蛋白80g/L。X线胸片提示左上肺斑片状影。血清学检查:抗HIV-1(+)。诊断为"获得性免疫缺陷综合征"。该患者知道自己得了艾滋病,不愿意吃饭,也不愿与人接触。

1. 作为一名护士,你对该患者进行护理评估,简述评估的内容。

2. 应如何对其进行健康教育?

【方法和注意事项】

1. 模拟患者和模拟护士准备　分组扮演患者和护士,解释实践目的、实践过程及如何配合。

2. 护理物品准备　根据病例讨论及操作的需要进行准备。

3. 分配项目任务　第一组进行护理评估实训;第二组进行健康教育实训。

4. 注意事项　实践中体现出关心患者、尊重患者;动作要熟练、正确、轻柔;注意与患者沟通交流。

【评价】

1. 学生能否对患者进行正确的护理评估和健康教育;实训中是否体现对患者的关心;操作是否熟练、正确;是否注意与患者交流。

2. 实践结束后,每位学生完成1份获得性免疫缺陷综合征的健康教育报告。

(冯　影)

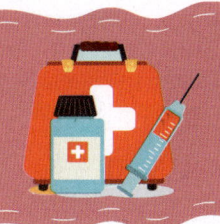

参考文献

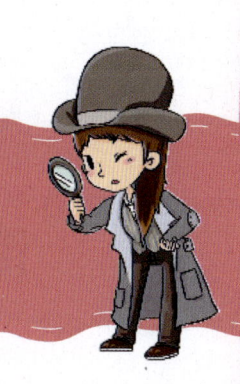

李大权,刘忠立.2012.传染病护理.北京:中国医药科技出版社
李兰娟,任红.2013.传染病学.第8版.北京:人民卫生出版社
尤黎明,吴瑛.2012.内科护理学.第5版.北京:人民卫生出版社
张来平,张静.2014.内科护理学.第2版.西安:第四军医大学出版社
张小来.传染病护理.2014.北京:人民卫生出版社

附录
传染病区护理管理和隔离消毒

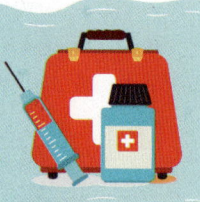

一、传染病区护理管理及隔离

(一) 传染病区隔离基本知识

1. 隔离的概念　隔离是将传染病患者和高度易感人群安置在指定的地方,暂时避免与周围人群接触,以达到控制传染源、切断传播途径、保护易感人群的目的。对传染病患者采取的隔离称为传染源隔离,对易感人群采取的隔离称为保护性隔离。

2. 隔离区域的设置　传染病区与普通病区应分开,相邻病区楼房相隔大约30米,侧面防护距离为10米,以防止空气对流传播。传染病区应远离食堂、水源和其他公共场所。病区内由隔离室和其他辅助房间构成,并配置必要的卫生、消毒设备。病区设多个出入口,使工作人员和患者分开进出。隔离室门外及病床床尾挂隔离标志,门口放置消毒液浸湿的脚垫,门外设隔离衣悬挂架(或柜),备消毒手的用物(消毒液、手刷、一次性纸巾),另挂避污纸。

3. 隔离单位的划分

(1) 以患者为隔离单位:每一个患者有单独的环境与用具,与其他患者及不同病种间进行隔离。

(2) 以病种为隔离单位:同种传染病的患者,安排在同一病室,与其他病种的传染病患者隔离。凡未确诊、发生混合感染、具有强烈传染性者及危重患者,应住单独隔离室。

4. 清洁区与污染区的划分

(1) 清洁区:指未被病原微生物污染的区域,如治疗室、配餐室、库房、更衣室等。

(2) 半污染区:指有可能被病原微生物污染的区域,如走廊、检验室、消毒室等。

(3) 污染区:指患者直接或间接接触、被病原微生物污染的区域,如病室、厕所、浴室等。

(二) 传染病区隔离消毒原则

1. 一般消毒隔离

(1) 病室门前及病床前均应悬挂隔离标志,病室门口应设置消毒液浸湿的脚垫、消毒手的设备及避污纸。

(2) 工作人员进入隔离室应戴口罩、帽子,穿隔离衣。穿隔离衣后,只能在规定范围内活动,不得进入清洁区,且不同病种不能共用一件隔离衣。一切操作要严格执行隔离技术,每接触一位患者或污染物品后必须消毒双手。

(3) 为患者做治疗和护理前,应备齐所需物品,并尽量将各种操作集中进行,避免反复穿脱隔离衣。

(4) 病室应每日进行消毒,可用紫外线照射或消毒液喷雾;每日晨间护理后,用消毒液擦拭病床及床旁桌、椅。

(5) 患者接触过的物品(如血压计、听诊器)或落地的物品应视为污染,消毒后方可给他人使用;患者的衣物、信件、票证等须消毒后才能带出;患者的排泄物、分泌物及呕吐物等必须经消毒处理后方可排放。

(6) 向患者、陪伴者及探视者宣传、解释有关知识,使其遵守隔离要求和制度。

(7) 经医生开出医嘱方可解除隔离。

2. 终末消毒处理　是对出院、转科或死亡的患者及其所住过的病室、用物、医疗器械等进行消毒处理。

(1) 患者的终末处理:出院或转科的患者应洗澡、更换清洁衣裤,并将个人用物消毒后一并带出。死亡的患者,应用消毒液擦拭尸体,用浸透消毒液的棉球填塞口、鼻、耳、阴道、肛门等孔道,并更换伤口敷料,然后用一次性尸单包裹尸体。

(2) 病室的终末处理:将病室的门、窗封闭,打开床旁桌,摊开棉被,竖起床垫,按规定用消毒液进行熏蒸消毒。熏蒸结束后打开门窗,用消毒液擦洗家具;被服类放入标明"隔离"字样的污物袋内,消毒后再行清洗;床垫、棉胎或毛毯和枕芯还可用日光曝晒处理。其他用物及医疗器械按规定消毒处理。

(三) 传染病区隔离的种类与护理管理

根据病原体传播途径的不同常将隔离分为以下几种,按不同种类实施相应的隔离措施。

1. 严密隔离 适用于经飞沫、分泌物、排泄物直接或间接传播的烈性传染病,如霍乱、鼠疫、非典型肺炎等。主要的隔离措施如下。

(1) 患者住单间病室,通向走廊的门、窗须关闭。室内用具尽可能简单并耐消毒,室外须挂有醒目的隔离标志。患者不得离开病室,禁止探视和陪护。

(2) 接触此类患者时,必须戴口罩、帽子,穿隔离衣、隔离鞋,戴手套,消毒措施必须严格。

(3) 患者的分泌物、排泄物、呕吐物及一切用过的物品均应严格消毒。污染敷料装袋标记后焚烧处理。

(4) 室内空气及地面用消毒液喷雾或紫外线照射消毒,每日一次。

2. 呼吸道隔离 适用于经空气中飞沫短距离传播的感染性疾病,如流感、流脑、百日咳等。主要的隔离措施如下。

(1) 同种病原菌感染者可同住一室,有条件时尽量使隔离室远离其他病区。病室通向走廊的门、窗须关闭。患者离开病室须戴口罩。

(2) 接触此类患者时,必须戴口罩,并保持口罩的干燥,必要时穿隔离衣。

(3) 患者口鼻及呼吸道分泌物须经消毒处理后方可排放。为患者准备专用痰盂或痰杯,用后须严格消毒处理。

(4) 室内空气用紫外线照射或过氧乙酸消毒液喷雾消毒,每日一次。

3. 肠道隔离 适用于由患者的排泄物直接或间接污染了食物或水源而引起传播的疾病,如细菌性痢疾、甲型肝炎、伤寒等。主要的隔离措施如下。

(1) 最好按病种安排隔离室,如条件受限也可同住一室,但应做好床边隔离,床间距离保持1米以上,患者之间禁止交换任何物品。

(2) 接触此类患者时,应按病种分别穿隔离衣,接触污染物时戴手套。

(3) 患者的食具、便器应各自专用并严格消毒,剩余食物及排泄物应按规定消毒或焚烧处理后再排放。

(4) 病室应有防蝇、灭蟑螂设备,保持无蝇、无蟑螂。

4. 接触隔离 适用于经体表或伤口直接或间接接触而感染的疾病,如破伤风、气性坏疽、狂犬病等。主要的隔离措施如下。

(1) 患者应住单间病室,禁止接触他人。

(2) 接触此类患者时,须戴口罩、帽子、手套,穿隔离衣,工作人员的手或皮肤有破损时应避免接触患者或进行诊疗、护理操作,必要时戴手套进行。

(3) 凡患者接触过的一切物品如被单、衣物、换药器械等,均应先行灭菌处理后再按需要进行再处理。伤口换药的敷料应焚烧处理。

5. 血液-体液隔离 适用于通过直接或间接接触具有传染性的血液或体液而传播的感染性疾病,如乙型肝炎、艾滋病、梅毒等。主要的隔离措施如下。

(1) 同种病原菌感染者可同住一室,必要时住单间隔离室。

(2) 工作人员有可能接触或接触血液、体液时须穿隔离衣,戴手套;进行易致血液、体液飞溅的操作,如吸痰、内镜检查等,须戴口罩及护目镜;护理患者前后应严格洗手或手消毒,操作时如手已被血液、体液污染或可能污染时,应立即用消毒液洗手。

(3) 被血液、体液污染或高度怀疑被污染的物品,应装入有标记的袋中送出销毁或消毒处理。患者用过的针头、尖锐物品应放入防水、防刺破并有标记的容器中,集中送焚烧或消毒处理。被血液、体液污染的室内物品表面,应立即用消毒液擦拭或喷雾消毒。

6. 昆虫隔离　适用于以昆虫为媒介传播的疾病,如乙型脑炎、疟疾、斑疹伤寒、流行性出血热等。

昆虫隔离的隔离措施根据昆虫的类型确定。例如,乙型脑炎、疟疾由蚊子传播,病室应有蚊帐及其他防蚊设施,并定期采取灭蚊措施;斑疹伤寒由虱子传播,故患者入院时应经过灭虱处理后,才能住进同病种病室;流行性出血热由野鼠和螨虫传播,故应做好灭鼠和灭螨工作,并向野外作业者宣传,采取必要的防护措施。

7. 保护性隔离　也称反向隔离,适用于抵抗力低或极易感染的患者,如严重烧伤、早产儿、白血病、器官移植及免疫缺陷的患者等。主要的隔离措施如下。

(1) 在相应病区内设置专用隔离室,让患者住单间病室隔离。

(2) 凡进入此病室必须戴帽子、口罩,穿无菌隔离衣(外面为清洁面,内面为污染面)及消毒拖鞋。接触患者前后及护理另一位患者前均应洗手。凡患呼吸道疾病或咽部带菌者,应避免接触患者。探视者也应采取相应的隔离措施,必要时谢绝探视。

(3) 未经消毒处理的物品不可带入隔离区。

(4) 病室内空气、地面、家具等均应按规定严格消毒。

二、传染病区的消毒

消毒是指通过物理、化学或生物学方法,消除或杀灭体外环境中病原微生物的一系列方法。其目的在于通过清除病原体来阻止其向外界传播,达到阻止和控制传染病传播和流行的目的。

(一) 消毒的种类

1. 疫源地消毒　指对目前或曾经存在传染源的地区进行消毒。目的是杀灭由传染源排到外界环境中的病原体。疫源地消毒又分以下2种。

(1) 终末消毒:即患者痊愈或死亡后对其居住地进行的一次彻底消毒。

(2) 随时消毒:指对传染源的排泄物、分泌物及其污染物品进行的随时消毒。

2. 预防性消毒　指在未发现传染源的情况下,对可能受病原体污染的场所、物品和人体所进行的消毒,如饮用水消毒、餐具消毒、空气消毒、手术室及医护人员手的消毒等。

(二) 消毒方法

1. 物理消毒法

(1) 热力灭菌法:通过高温使微生物的蛋白质及酶发生变性或凝固,新陈代谢发生障碍而死亡,具体的方法如下。

1) 煮沸消毒:本方法主要适用于食物、器皿、衣物及金属器械等。在水中煮沸100℃,10分钟左右即可杀死细菌繁殖体,但不能杀灭细菌芽胞,对于细菌的芽胞则需延长至数十分钟甚至数小时。对于被乙肝病毒污染的物品,煮沸的时间应该延至15~20分钟。

2) 高压蒸汽灭菌:效果可靠,既可杀灭细菌的繁殖体,也可杀灭细菌的芽胞。本方法适用于一切耐热、耐潮物品的消毒。通常压力为98kPa,温度为121~126℃,时间15~20分钟。

3) 预真空型压力蒸汽灭菌:即先机械抽为真空使灭菌器内形成负压,再导入蒸汽,蒸汽压力达205.8kPa(2.1kg/cm²),温度达132℃,2分钟内能杀灭芽胞。

4) 火烧消毒:对被细菌芽胞污染的器具,先用95%乙醇火烧后再行高压蒸汽灭菌消毒,以防止细菌芽胞污染扩散。

5) 巴氏消毒法:即利用热力灭菌与蒸汽消毒,温度为65~75℃,10~15分钟,能杀灭细菌繁殖体但不能杀死芽胞。

（2）辐射消毒法

1）光波辐射：包括紫外线、红外线和微波。紫外线常用于室内空气、水和一般物品表面的消毒。紫外线为低能量电磁波辐射,光波波长200~275nm。杀菌作用强,杀菌谱广,可杀灭细菌繁殖体、真菌、分枝杆菌、病毒、立克次体和支原体等。但此法穿透力差,对真菌孢子、细菌芽胞效果差,对HIV无效。照射不到的部位无杀菌作用。因此只能对小件物品消毒,有机物品应避免高温(>170℃),以免有机物碳化。直接照射人体可发生皮肤红斑、紫外线眼炎和臭氧中毒。红外线和微波主要靠产热杀菌。

2）电离辐射：有γ射线和高能电子束(β射线)两种。可在常温下对不耐热物品灭菌,又称"冷灭菌"。该方法杀菌谱广,剂量易控制,但设备昂贵,对人及物品有一定损害。多用于精密医疗器械、生物医学制品(人工器官、移植器官等)和一次性医用品等的灭菌。

2. 化学消毒法　指用化学消毒药物使病原体蛋白质变性而致其死亡的方法。根据消毒效能可将其分为3类。

（1）化学消毒剂分类

1）高效消毒剂：能杀灭包括细菌芽胞、真菌孢子在内的各种微生物,如2%碘酊、戊二醛、过氧乙酸、甲醛、环氧乙烷、过氧化氢等消毒剂。

2）中效消毒剂：能杀灭除芽胞以外的各种微生物,如乙醇、部分含氯制剂、氧化剂、溴剂等消毒剂。含氯制剂和碘伏则居于高效与中效消毒效能之间。

3）低效消毒剂：只能杀灭细菌繁殖体和亲脂类病毒,对真菌有一定作用,如汞、氯己定(洗必泰)及某些季铵盐类消毒剂,对皮肤黏膜无刺激性,对金属和织物无腐蚀性,稳定性好。

（2）常用的化学消毒剂

1）含氯消毒剂：常用的有含氯石灰、次氯酸钠、氯胺及二氯异氰尿酸钠等。这类消毒剂在水中产生次氯酸,有杀菌作用强、杀菌谱广、作用快、余氯毒性低及价廉等特点,但对金属制品有腐蚀作用。适用于餐(茶)具、环境、水、疫源地等消毒。

2）氧化消毒剂：如过氧乙酸、过氧化氢、臭氧、高锰酸钾等。主要靠其强大的氧化能力灭菌,其杀菌谱广、速效,但对金属、织物等有较强腐蚀性与刺激性。

3）醛类消毒剂：常用的有甲醛和戊二醛等,有广谱、高效、快速的杀菌作用。戊二醛对橡胶、塑料、金属器械等物品无腐蚀性,适用于精密仪器、内镜消毒。但对皮肤黏膜有刺激性。

4）杂环类气体消毒剂：主要有环氧乙烷、环氧丙烷等,为广谱高效消毒剂,杀灭芽胞能力强,对一般物品无损害。常用于电子设备、医疗器械、精密仪器及皮毛类等的消毒。有时可将惰性气体和二氧化碳加入环氧乙烷混合使用,以减少其燃爆危险。

5）碘类消毒剂：常用2%碘酊及0.5%碘伏,有广谱、快速杀菌作用。碘伏是碘与表面活性剂、灭菌增效剂经独特工艺络合成的一种高效、广谱、无毒、稳定性好的新型消毒剂。该产品对有害细菌及繁殖体等具有较强的杀灭作用,并对创伤伤口具有消炎、止血、加快黏膜再生的功能,对皮肤及黏膜无刺激性,易脱碘。碘伏适用于手术前手消毒、手术及注射部位的清洗、皮肤烧伤、烫伤、划伤等伤口的清洗消毒,还包括妇产科黏膜冲洗、感染部位消毒、器皿消毒等。

6）醇类消毒剂：主要有75%乙醇及异丙醇,乙醇可迅速杀灭细菌繁殖体,但对HIV及细菌芽胞作用较差。异丙醇杀菌作用大于乙醇,但毒性较大。

7）其他消毒剂：①酚类,如甲酚皂溶液、苯酚等。②季铵盐类,为阳离子表面活性剂,如苯扎氯铵、消毒净等。③氯己定,可用于手、皮肤、医疗器械等消毒。这些消毒剂均不能杀灭细菌芽胞,属低效消毒剂。

（章淑萍）

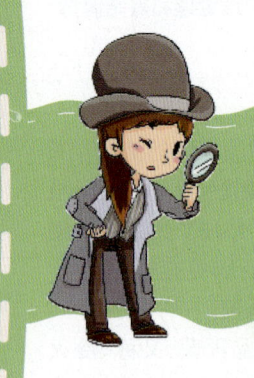

传染病护理教学大纲

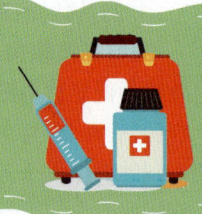

一、课程性质和任务

传染病护理是中等卫生职业教育护理专业一门重要的专业课程，主要内容包括传染病的特征、预防、常见病、多发病患者的护理等。主要任务是使学生掌握传染病护理的基本理论、基本知识和基本技能，具有良好的职业素养、工作态度，把"以人的健康为中心"的护理理念贯穿到传染病常见病、多发病患者的护理之中，为服务对象提供减轻痛苦、促进康复、预防疾病、保持健康的服务。

二、课程教学目标

（一）知识教学目标

1. 掌握传染病的预防、常见病患者的护理评估。
2. 掌握常见传染病的护理措施及健康教育的主要内容。
3. 熟悉传染病的护理问题，了解其病因、发病机制、护理目标、护理评价，加深对常见病患者护理评估与护理措施的理解和记忆。
4. 熟悉传染病常见急危重症患者的抢救原则，能在教师指导下，对急危重症患者进行初步应急处理和抢救配合。

（二）能力培养目标

1. 具有对传染病常见病患者实施整体护理、优质护理的能力。
2. 具有对传染病常见病患者的病情变化、心理变化和治疗反应进行观察和初步分析及处理的能力，并能正确书写传染病护理记录。
3. 具有配合医生实施传染病常用诊疗技术操作的能力。
4. 具有向个体、家庭、社区提供保健服务、预防传染病和开展健康教育的能力。
5. 培养学生发现问题、分析问题、解决问题的能力，终生学习、自学能力。

（三）职业素养目标

1. 具有良好的职业道德，在传染病护理实践中关心、爱护、尊重患者。
2. 培养学生良好的人际沟通能力，具有团队意识及协作精神。
3. 具有严谨的学习态度、敢于创新的精神、勇于创新的能力。

（四）安全目标

1. 严格执行查对制度及操作规程，避免医疗事故的发生。
2. 严格执行传染病防治规则，减少或杜绝传染病的传播与流行。
3. 能正确进行安全知识的宣传，避免意外事故的发生。

三、教学内容和要求

单元	教学内容	了解	理解	掌握	教学活动参考	单元	教学内容	了解	理解	掌握	教学活动参考
（一）绪论	1. 传染病护理的内容及结构		√		理论讲授	（四）肝炎患者的护理	5. 护理措施			√	
	2. 传染病护理的学习目的、方法	√			多媒体演示		6. 健康指导			√	
	3. 传染病护理的发展趋势	√					7. 护理评价		√		
（二）传染病概论	1. 感染的概念及感染过程的表现			√	理论讲授	（五）流行性乙型脑炎患者的护理	1. 概述		√		理论讲授
	2. 感染过程中病原体的致病作用		√		多媒体演示		2. 护理评估			√	多媒体演示
	3. 感染过程中机体免疫反应的作用		√				3. 护理诊断与合作性问题			√	
	4. 传染病的流行过程及影响因素			√			4. 护理目标		√		
	5. 传染病的基本特征及临床特点			√			5. 护理措施			√	
	6. 传染病的预防			√			6. 健康指导			√	
	7. 传染病的诊断及治疗原则		√				7. 护理评价		√		
	8. 传染病的护理		√			（六）获得性免疫缺陷综合征患者的护理	1. 概述		√		理论讲授
（三）流行性感冒患者的护理	1. 概述	√			理论讲授		2. 护理评估			√	多媒体演示
	2. 护理评估			√	多媒体演示		3. 护理诊断与合作性问题		√		
	3. 护理诊断与合作性问题		√				4. 护理目标		√		
	4. 护理目标		√				5. 护理措施			√	
	5. 护理措施			√			6. 健康指导			√	
	6. 健康指导			√			7. 护理评价		√		
	7. 护理评价		√			*（七）流行性出血热患者的护理	1. 概述		√		理论讲授
（四）肝炎患者的护理	1. 概述	√			理论讲授		2. 护理评估			√	多媒体演示
	2. 护理评估			√	多媒体演示		3. 护理诊断与合作性问题			√	
	3. 护理诊断与合作性问题		√				4. 护理目标		√		
	4. 护理目标		√				5. 护理措施			√	
							6. 健康指导			√	
							7. 护理评价		√		
						（八）狂犬病患者的护理	1. 概述		√		理论讲授
							2. 护理评估			√	多媒体演示
							3. 护理诊断与合作性问题		√		
							4. 护理目标		√		
							5. 护理措施			√	
							6. 健康指导			√	
							7. 护理评价		√		
						*（九）人禽流感患者的护理	1. 概述		√		理论讲授
							2. 护理评估			√	多媒体演示
							3. 护理诊断与合作性问题		√		
							4. 护理目标	√			

续表

单元	教学内容	教学要求 了解	教学要求 理解	教学要求 掌握	教学活动参考	单元	教学内容	教学要求 了解	教学要求 理解	教学要求 掌握	教学活动参考
*(九)人禽流感患者的护理	5. 护理措施			√		*(十五)钩端螺旋体病患者的护理	3. 护理诊断与合作性问题	√			
	6. 健康指导			√			4. 护理目标	√			
	7. 护理评价	√					5. 护理措施		√		
*(十)严重急性呼吸综合征患者的护理	1. 概述	√			理论讲授		6. 健康指导		√		
	2. 护理评估		√		多媒体演示		7. 护理评价	√			
	3. 护理诊断与合作性问题		√			*(十六)疟疾患者的护理	1. 概述	√			理论讲授
	4. 护理目标		√				2. 护理评估		√		多媒体演示
	5. 护理措施		√				3. 护理问诊断与合作性问题		√		
	6. 健康指导		√				4. 护理目标		√		
	7. 护理评价	√					5. 护理措施		√		
(十一)细菌性痢疾患者的护理	1. 概述	√			理论讲授		6. 健康指导		√		
	2. 护理评估		√		多媒体演示		7. 护理评价	√			
	3. 护理诊断与合作性问题		√			*(十七)阿米巴病患者的护理	1. 概述	√			理论讲授
	4. 护理目标	√					2. 护理评估		√		多媒体演示
	5. 护理措施		√				3. 护理诊断与合作性问题	√			
	6. 健康指导		√				4. 护理目标	√			
	7. 护理评价	√					5. 护理措施		√		
(十二)伤寒患者的护理	1. 概述	√			理论讲授		6. 健康指导		√		
	2. 护理评估		√		多媒体演示		7. 护理评价	√			
	3. 护理诊断与合作性问题		√			*(十八)血吸虫病患者的护理	1. 概述	√			理论讲授
	4. 护理目标	√					2. 护理评估		√		多媒体演示
	5. 护理措施		√				3. 护理诊断与合作性问题	√			
	6. 健康指导		√				4. 护理目标	√			
	7. 护理评价	√					5. 护理措施		√		
(十三)霍乱患者的护理	1. 概述	√			理论讲授		6. 健康指导		√		
	2. 护理评估		√		多媒体演示		7. 护理评价	√			
	3. 护理诊断与合作性问题		√			*(十九)医院感染患者的护理	1. 概述	√			理论讲授
	4. 护理目标	√					2. 护理评估		√		多媒体演示
	5. 护理措施		√				3. 护理诊断与合作性问题		√		
	6. 健康指导		√				4. 护理目标		√		
	7. 护理评价	√					5. 护理措施		√		
(十四)流行性脑脊髓膜炎患者的护理	1. 概述	√			理论讲授		6. 健康指导		√		
	2. 护理评估		√		多媒体演示		7. 护理评价	√			
	3. 护理诊断与合作性问题		√			实训	实训1:传染病区护理管理和隔离消毒			√	理论讲授
	4. 护理目标	√									
	5. 护理措施		√				实训2:病毒性肝炎患者的护理			√	多媒体演示
	6. 健康指导		√								
	7. 护理评价	√					实训3:获得性免疫缺陷综合征健康教育			√	
*(十五)钩端螺旋体病患者的护理	1. 概述	√			理论讲授						
	2. 护理评估		√		多媒体演示						

四、教学大纲说明

（一）适用对象与参考学时

本教学大纲主要供中等卫生职业教育护理专业、助产专业教学使用，总学时为48学时，其中理论教学40学时，实践教学6学时，机动2学时。带*内容为选学内容。各地、各校可根据地理、气候、人文等环境进行选修，建议实际学时为36学时。

（二）教学要求

1. 本课程对理论部分教学要求分为掌握、理解、了解三个层次。掌握：指对基本知识、基本理论有较深刻的认识，并能综合、灵活地运用所学的知识解决实际问题。理解：指能够领会概念、原理的基本含义，解释护理现象。了解：指对基本知识、基本理论能有一定的认识，加深对传染病常见病患者护理评估与护理措施的理解和记忆。

2. 本课程重点是传染病的预防、常见病患者的护理评估、护理措施及健康指导，突出护士执业资格考试的教学内容，突出以培养能力为本位的教学理念。在实践技能方面分为熟练掌握和学会两个层次。熟练掌握是指能够独立娴熟地进行正确的实践技能操作。学会是指能够在教师指导下进行实践技能操作。

（三）教学建议

1. 理论教学应注重联系实际，力争做到学习与岗位"零距离"接触，积极采用多媒体演示、讨论、情境教学等多种教学方法，结合护士执业资格考试要点，设计"师生互动、生生互动"内容，启迪学生思维，培养其分析、解决临床实际问题的能力和护士执业资格考试的能力。

2. 实践教学中案例分析式的情境教学以学生角色扮演为主，临床见习主要是熟悉工作环境和工作流程等。

3. 教学过程中，体现"实用为本，够用为度"的原则。可通过考点、问题分析、护理工作过程、护患对话、自测题等形式，以唤起学生的问题意识及对护士执业资格考试的关注。教师要研究、解析考点和可能的题型，提高护士执业资格考试通过率。

4. 教学评价应通过课堂提问、布置作业、习题测试、案例分析讨论、期末考试等多种形式，对学生进行学习能力、实践能力和应用新知识能力的综合考核，以期达到教学目标提出的各项任务。

教学分配建议(48学时)

教学内容	理论	实践	合计	教学内容	理论	实践	合计
一、绪论	1	0	1	十二、伤寒患者的护理	2	0	2
二、传染病概论	3	2	5	十三、霍乱患者的护理	2	0	2
三、流行性感冒患者的护理	2	0	2	十四、流行性脑脊髓膜炎患者的护理	2	0	2
四、肝炎患者的护理	3	2	5	*十五、钩端螺旋体病患者的护理	2	0	2
五、流行性乙型脑炎患者的护理	2	0	2	*十六、疟疾患者的护理	2	0	2
六、获得性免疫缺陷综合征患者的护理	3	2	5	*十七、阿米巴病患者的护理	2	0	2
*七、流行性出血热患者的护理	2	0	2	*十八、血吸虫病患者的护理	2	0	2
八、狂犬病患者的护理	2	0	2	*十九、医院感染患者的护理	2	0	2
*九、人禽流感患者的护理	2	0	2	机动			2
*十、严重急性呼吸综合征患者的护理	2	0	2	合计	42	6	48
十一、细菌性痢疾患者的护理	2	0	2				

*选学内容。

(李大权)

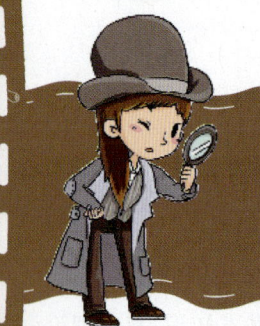

参考答案

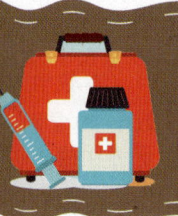

第二章
1. C 2. D 3. B 4. B 5. C 6. E 7. B 8. E 9. C

第三章
1. A 2. A 3. A 4. D 5. D 6. B 7. C

第四章
1. B 2. D 3. E 4. E 5. D 6. A 7. B 8. C 9. A 10. B

第五章
1. A 2. B 3. A 4. B 5. B 6. E

第六章
1. C 2. B 3. E 4. C 5. A 6. D 7. E 8. B 9. D 10. D

第七章
1. C 2. D 3. D 4. C 5. B 6. E 7. C

第八章
1. B 2. D 3. A 4. C 5. E 6. D 7. C

第九章
1. E 2. E 3. A 4. D 5. C 6. C 7. D 8. B

第十章
1. D 2. A 3. D 4. E 5. C 6. A 7. D 8. B

第十一章
1. C 2. E 3. D 4. E 5. C 6. E 7. D 8. C

第十二章
1. D 2. C 3. A 4. B 5. C 6. C

第十三章
1. B 2. B 3. A 4. D 5. D 6. E 7. A 8. E

第十四章
1. D 2. B 3. B 4. C 5. C

第十五章
1. D 2. A 3. B 4. A 5. E 6. A 7. B 8. D 9. D 10. A 11. D 12. E 13. B

第十六章
1. E 2. D 3. B 4. C 5. B 6. A 7. C 8. B 9. B

第十七章
1. C 2. B 3. D 4. D 5. C 6. A 7. E 8. C 9. B 10. E 11. C

第十八章
1. E 2. B 3. C 4. B 5. E 6. C 7. C

第十九章
1. E 2. E 3. E 4. A 5. D 6. A